老中医教你四季养生不生病

谢文英◎编著

APGTIME 时代出版
时代出版传媒股份有限公司
安徽科学技术出版社

图书在版编目(CIP)数据

老中医教你四季养生不生病 / 谢文英编著. --合肥：安徽科学技术出版社，2019.10(2025.1重印)

ISBN 978-7-5337-7921-4

Ⅰ.①老…　Ⅱ.①谢…　Ⅲ.①养生(中医)-基本知识　Ⅳ.①R212

中国版本图书馆CIP数据核字(2019)第105174号

老中医教你四季养生不生病　　谢文英　编著

出 版 人：王筱文　　选题策划：徐浩瀚　　责任编辑：黄　轩　聂媛媛
责任校对：王　霄　　责任印制：廖小青　　封面设计：视界创意
出版发行：安徽科学技术出版社　　http://www.ahstp.net
(合肥市政务文化新区翡翠路1118号出版传媒广场，邮编：230071)
电话：(0551)63533330
印　　制：北京柯蓝博泰印务有限公司　　电话：(010)89565888
(如发现印装质量问题，影响阅读，请与印刷厂商联系调换)

开本：710×1010　1/16　　印张：15.75　　字数：330千
版次：2019年10月第1版　　2025年1月第2次印刷

ISBN 978-7-5337-7921-4　　定价：59.00元

前言 FOREWORD

《黄帝内经》是中国古人留给后人的宝贵财富，其中的《四气调神大论》篇讲述了四个季节不同的养生原则：

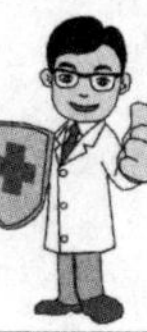

春三月，此谓发陈，天地俱生，万物以荣，夜卧早起，广步于庭，被发缓形，以使志生，生而勿杀，予而勿夺，赏而勿罚，此春气之应，养生之道也。逆之则伤肝，夏为寒变，奉长者少。

夏三月，此谓蕃秀，天地气交，万物华实，夜卧早起，无厌于日，使志无怒，使华英成秀，使气得泄，若所爱在外，此夏气之应，养长之道也。逆之则伤心，秋为痎疟，奉收者少，冬至重病。

秋三月，此谓容平，天气以急，地气以明，早卧早起，与鸡俱兴，使志安宁，以缓秋刑，收敛神气，使秋气平，无外其志，使肺气清，此秋气之应，养收之道也。逆之则伤肺，冬为飧泄，奉藏者少。

冬三月，此谓闭藏，水冰地坼，无扰乎阳，早卧晚起，必待日光，使志若伏若匿，若有私意，若已有得，去寒就温，无泄皮肤，使气亟夺，此冬气之应，养藏之道也。逆之则伤肾，春为痿厥，奉生者少。

春天养生，夏天养长，秋天养收，冬天养藏，也就是常说的：春生、夏长、秋收、冬藏，指出了养生与自然变化有着密切的关系。只有顺应自然物候的更替和变化，才能真正做到合理养生、益寿延年。四季养生依照中医四气调神理论，根据二十四节气的变化和阴历月亮盈亏的变化，应季顺势养生。

人是自然界中的一部分，人和自然要相互协调，才能生生不息。同时，人体本身也是一个丰富的世界。中医认为，天地的根本是阴阳五行，因此养生也应该符合阴阳五行的变化规律，“人气从之则生长壮老已，万物从之则生长化收藏”。

无论处在什么年龄段的人，无论是男人还是女人，无论你从事什么行业，都应当时刻做好养生工作，将养生一词牢记于心，避免慢性疾病、过劳死、猝死等。

本书从一年四季的角度谈养生，综合饮食、季节、按摩、生活等方面全方位进行介绍，内容全面，语言通俗易懂，并且为广大读者介绍了历经千百年历史的传世良方，以及如何在生活细节之中谈养生，是一本不可多得的养生保健书。

编　者

目 录 CONTENTS

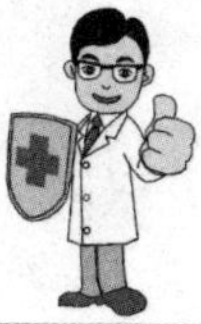

第一章

养生以顺应四季为基础，要天人合一

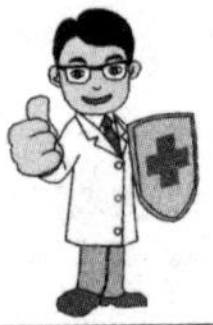

第二章

春主生发，养生从春天开始

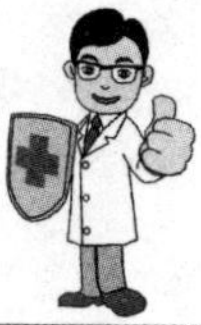

第三章

夏季生机旺盛，注意抓紧养生的命脉

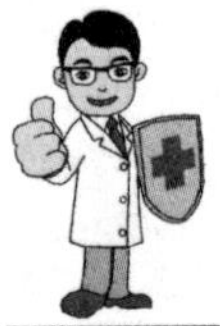

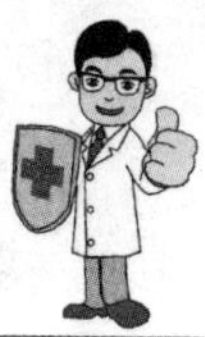

第四章

学会内敛，获得大自然的金秋祝福

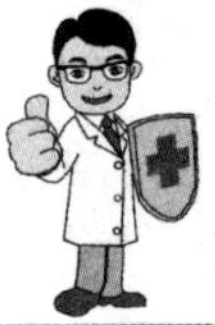

第五章

养精蓄锐，冬季要滋补身心

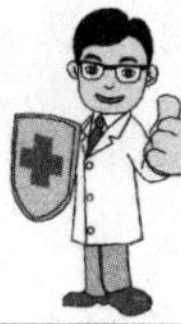

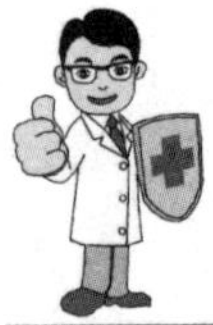

第一章

养生以顺应四季为基础，要天人合一

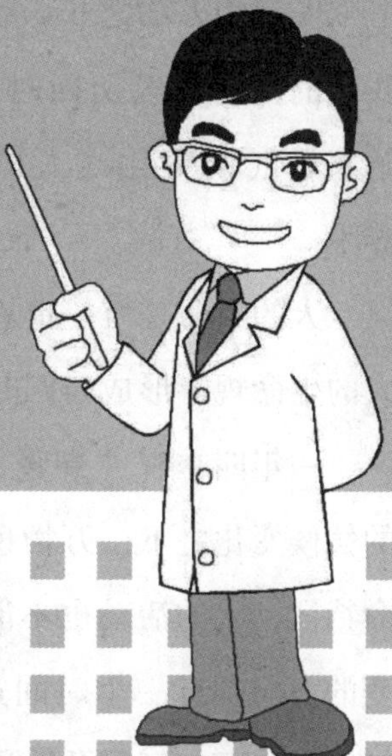

一、人有天地之气，四时之法

1. 人由天地生，要顺应四季来养生

中国古代的养生观点是要顺应四季变化，适应气候之寒暑交替、风雨干湿等变化，及时调整自己的情志，到充满轻松、愉悦氛围的地方去休息，节制房事，防止过度劳累等。只有这样做，身体才能处在良好的状态，整个人才不易生病，才可以强壮身体，延长寿命。

人是为万物之长，可即便这样，人也不能脱离大自然的怀抱，我们的生活会经历四时变化，只有认识到大自然发展的规律，了解寒暑气候变化与人体虚实变化间的内在联系，才能顺应自然养生。

人的生命是有一定规律的，现代医学将称其为“生命节律”，而人的生命规律形成与四时之阴阳变化也有密切的关系。

一年四季有“春暖、夏热、秋凉、冬寒”的气候特点，在这样的气候变化之下，万物也就有了“春生、夏长、秋收、冬藏”的生命特征，人的活动也不能例外。应该说，四季气候的变化并不是骤变的，而是有一个时间过程的，这也让生物有了一个适应的过程。如春夏季节，气候开始逐渐回暖，阳气主外，皮肤松弛，血管舒张，

身体的气血也就更趋向体表，多汗少溺（尿），而秋冬季节却是与此相反的。

《黄帝内经》中讲，春气通于肝，所以在春天的时候肝气是最旺的；夏气通于心，在夏季的时候心气是最旺的；秋气通于肺，在秋季的时候肺气是最旺的；冬气通于肾，所以在冬天的时候肾气是最旺的。有一个患者，刚到夏天，皮肤就起了疹子，入夜难眠，舌尖发红，这就是心火过旺引起的病症。应对的主要方法就是清除心火，心火消灭，疾病自然也就康复了。

人只有顺应四季气候的变化，才能更好地保持身体的健康状态。如果我们反其道而行之，若是超出了我们身体所能承受的极限，自然就会得病。在古代就曾有这样的例子，有个人在冬天劳累过度，伤了肾气，在夏天的时候就发生了中风，这是由于肾精虚亏，阴虚阳亢而引起的病症。

在顺应四时的思想指导下，《黄帝内经》倡导的“春夏养阳，秋冬养阴”的理论，在实践中得到了广泛的应用，如现在广泛使用的三伏贴、三伏灸等，就是按照四时升降的规律进行防病治病的。

顺应四时之中还包含适应昼夜交替的时间变化规律。一天之内的变化虽然没有一年的变化那样明显，但是阴阳的升降也是有区别的。因此，《黄帝内经》之中也将一天做出了时辰的划分，认为受一天之内的阴阳升降影响，疾病也就有了“旦慧、昼安、夕加、夜甚”的变化。人体的体温、内分泌等功能都会随着时间的变化而变化，也就是我们“生物钟”的节律变化。

顺应天时的生活规律就是日出而作，日落而息，如果不遵守这个规律，长期下去就会损害健康。倘若将生物钟颠倒，对我们的身体也是有伤害的，虽然在短时间内并不明显，但是时间长了，往往就成为疾病产生的诱因。如果总是长时间加班熬夜，就会出现失眠、心悸等现象，身体也会逐渐消瘦。

当然了，一天之中的阴阳升降和我们身体的卫气之间有着密切的关系。只有人体在保持正常睡眠的时候，卫气才可正常运行，才可更好地保障身体健康。因此顺应自然对我们的身体健康更有利。

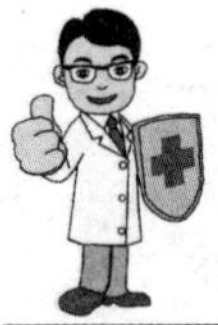

2. 阴阳平衡才能更长寿，人才更有精气神

《黄帝内经·素问·宝命全形论》中说：“人生有形，不离阴阳。”“生”，就是指人的生命的全过程，既包括生理的，也有病理的。“形”指形体，包括人体内在的五脏六腑、气血津液，还有外在的皮毛筋骨、四肢九窍等有形的组织结构。中医学认为，人体各部位的组织结构形态各异，功能复杂，既是一个有机的整体，但又都可以根据其阴阳的特性，划分人体的一切组织结构，诸如上下、内外、表里、脏腑、经络、气血等。

民间流传着一句话：“阴阳平衡，百病不生。”反之，“阴阳失衡，百病丛生”，当身体的阴阳平衡被打破时，我们的身体也变得易感和娇脆。

如果能让身体长期维持在阴阳平衡的状态下，生命力就会维持在旺盛的状态，生理功能也能变好，人的心理承受能力变强，每天吃得饱睡得着，气色也会变好，心情舒畅而有热情。可是当我们的身体阴阳不能维持平衡，阴则无法制阳，阳不能制阴，睡不得安眠，吃没有食欲，气色变差，心情易抑郁或烦躁，做事没有激情，疾病就会乘虚而入。在农村生活过的人都有这样的体验，每个村子里都有一两个或几个近百岁的老人，仔细打听你会发现，他们大多数年轻时很少生病，在村里的口碑也不错，脾气好，食欲佳，即使已经近百岁或过百岁，仍然吃得饱睡得好。其实道理很简单，想得开、吃得饱、睡得着，身体自然不容易生病，阳气耗费得少，而人体之阳气犹如太阳，太阳支撑着万物的生命，人体的阳气支撑着人的生命，不损耗阳气，生命自然得以延续。

阴阳失衡指的是经络、脏腑、气血、营卫等相关联的失调，以及表里气机运动发生了变化，和七情、六欲、饮食、疲乏等多种致病因素有关。阴阳的失衡也为疾病的发生和发展提供了便捷条件。

阴阳失衡病理变化的表现为阴阳互损、阴阳转化、阴阳盛衰和阴阳亡失等几方面，最基本的病理变化就是阴阳盛衰，这种变化是通过疾病的寒热性质表现出来的。阴阳的盛衰指的是阴和阳过盛或过衰，病理反应或实或虚，或寒或热。

阴阳偏衰可以分为阴虚和阳虚，阴虚是众所周知的，从中医理论的角度上说，阴虚就是指身体中的阴液不足，滋养和濡润作用不能正常发挥出来，阴虚主要为阴气过旺，或五志过极，化火伤阴，或长期疾病损耗阴液等所致。阴虚者经常表现出面红火大、苔少舌红、潮热汗出、口干舌燥、五心烦热、盗汗等。

阳虚就是指阳气不足，温煦、推动作用相对正常人而言较弱，主要为先天滋养不足或后天过度疲劳，过度受寒，久病失养，服药过量，饮食不节等伤及阳气所致。阳虚则寒，阳虚者经常表现出畏寒肢冷、脸色发白、舌苔暗淡、脉搏迟缓等寒症，有的人还会表现出小便清长、多静喜卧、下利清谷等。

接下来要介绍的就是阴阳偏盛。《素问·阴阳应象大论》上有记载，“阴胜则阳病，阳胜则阴病。阳胜则热，阴胜则寒”。阴胜就是指阴邪强盛，阻碍机体正常功能的发挥，身体中阴气亢盛，导致病理变化。阴胜多处在寒湿阴邪的环境，或食用生冷食物，寒湿中阻，阳不制阴导致阴气亢盛。其主要症状有肢冷、形寒、喜暖、口淡不渴、舌苔发白、脉迟缓等。不过由于阴气过于旺盛，阳气耗损太过，以至于阳气虚弱，表现出腹痛、恶寒、溲清便溏等。这种阳气衰弱主要为阴气过旺所致，所以被称作“阴胜则阳病”。

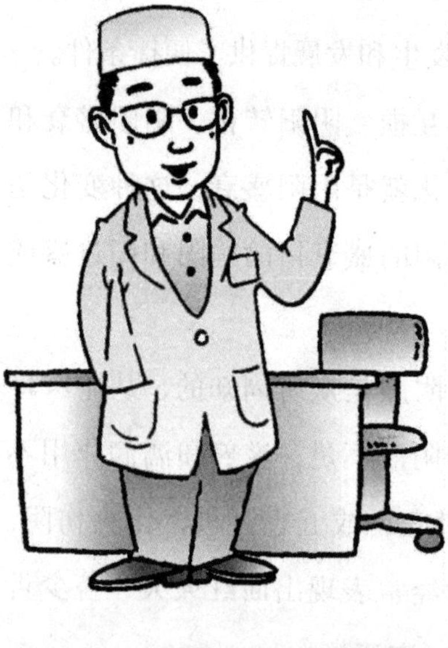

阳胜，指阳邪强胜，导致机体功能处在亢奋状态，身体中的阳气太过亢盛同样会诱发疾病。阳气虽然关乎着人的生命活动，但中医有云：“过犹不及。”任何事物，适度则宜，过则伤。阳主动，主升而为热，阳过旺盛时机体多处在亢奋状态，代谢非常亢进，机体反应性增强，热量堆积过多。正常情况下，阳胜的病因，多指阳气亢盛而阴液不足的实热症。阳胜者热、动、燥，因此会表现出燥热、烦动、发热、舌红苔黄、脉数加快等，而且会伴随着口渴、小便短少发黄、便秘燥热等阳盛伤阴、阴液不足之征，因而称其为“阳胜则阴病”。

脉象沉迟，尺脉尤甚，舌苔淡白。如果在夜间经常性头疼，就可以服用吴茱萸汤：吴茱萸10克，人参、大枣各12克，生姜15克，祛除身体中的寒气。

虽然疾病的症状、病理非常复杂，可归根结底还是阴阳失衡所致。辨清究竟是哪种偏颇下药的方向也就明了。

阴阳的平衡并不是保持固定的，非常容易被打破。

人的一生都处在阴阳的动态平衡下，阴阳双方的比例处在不断变化却一直在一定范围之内，这种平衡并非一成不变。正常情况下，人体功能的阴阳双方也存在排斥，只是这种排斥并不是非常明显，正常情况下我们根本察觉不到。阴阳双方呈互补、互根、互制、互化的关系。一旦一方出现不足，或是多胜，体内的另一方就会进行代偿，如果代偿弥补失调，阴精和阳气无法维持正常平衡，就会打破了原有范围内的相对平衡状态。

身体阴阳失衡的原因可以归纳为以下几方面。

◉ 六淫入侵

古人在劳动的过程中观察发现，气候变化涉及的因素有风、寒、暑、湿、燥、火共六种，称作六气。正常情况下，这六气并不会伤害我们的身体，一旦天气异常时，六气发生变化，或者身体虚弱，抵抗力下降的时候，六气就会诱发疾病，入侵人体导致阴阳失衡，最终诱发疾病。六气来得急、来得快、来得不是时候就叫“六淫”。所以我经常提醒晚辈，忌淋雨，一早一晚要添衣，目的就是防止六淫侵体，诱发疾病。

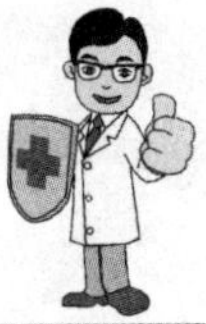

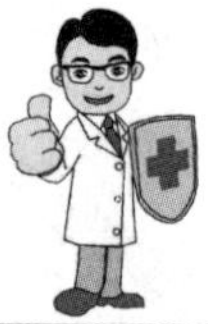

◉ 七情内扰

人一生中每一天似乎都在悲喜交织中度过，几乎没有哪一天只是一种情感贯穿早晚。平时注重七情的调摄，不要悲喜太过，才能不受七情内扰，因为情感的剧烈变化会打破人体阴阳的平衡，阻碍身体功能的正常运行，造成气血紊乱。《素问·举痛论》中上有记载，“百病生于气也。怒则气上，喜则气缓，悲则气消，恐则气下，惊则气乱，思则气结”。七情之过，则喜伤心，怒伤肝，思伤脾，悲（忧）伤肺，恐（惊）伤肾，人体之阴阳、脏腑、气血都会受影响。看看我们身边那些心情抑郁的人，多茶不思饭不想，面色不是苍白就是萎黄，实则是久郁伤了脾而致，其实对于这种因郁而不思饮食者来说，如果能想办法让他发发怒，就可以很好地克制郁气。

◉ 身体衰老

衰老是每个人不得不面对的事情，外表苍老的时候，我们的脏腑功能也在衰老，身体中新细胞生成的速度已经赶不上细胞衰老、死亡的速度，导致身体的各项功能都处在下降状态。这个时候想要维持整个机体平衡越来越难，原有平衡被一一打破，身体变得易感，容易困倦、疲乏，体内的阳气越来越少，越来越怕冷。

◉ 其他因素

对于现在的年轻人来说，承受的压力更大，再加上生活环境受污染比较严重，接触的自然环境越来越少，身体很容易阴阳失衡，年轻人经常加班熬夜、玩乐聚餐到凌晨，这本身就是打破古人“日出而作，日落而息”这一流传已久的起居习惯的做法，身心的失衡无疑加速了机体的阴阳失衡。

3. 我们的健康与天气变化息息相关

《黄帝内经·素问·四气调神大论》上有记载，“故阴阳四时者，万物之终始也，死生之本也，逆之则灾害生，从之则苛疾不起，是谓得道”。其实就是在强调养生要顺应四季。

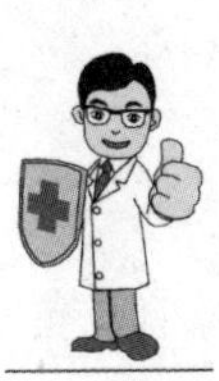

四季有其气温特点：温、热、寒、凉，也有着生、长、收、藏的变化，《黄帝内经》认为这种变化和自然界之阴阳有着密切关系。春季万物升发，夏季阳气逐渐旺盛，万物也显现出繁盛来，到了秋季阳气开始收敛，万物开始凋零，到了冬季，天地阳气处在闭藏状态，生命生机内敛。

人类和大自然中的其他生物一样受四季的影响。《灵枢·本神》上有云，“故智者之养生也，必顺四时而适寒暑……如是，则避邪不至，长生久视”。意思就是说，有智慧的人、懂得养生的人一定会顺应四时之寒暑，如此，才可不受病邪侵袭，病邪不能侵袭的关键就是“顺应四时之寒暑”，这是中医养生的重要原则，也是长寿的关键所在。

《素问·宝命全形论》上有记载，“人以天地之气生，四时之法成”。也就是说，人体要依靠天地之气提供物质条件才能生存，而且要顺应四时之阴阳变化规律才得以发育成长。我们的五脏也在顺应着四季的变化而活动，就像明代著名医学家张景岳说得那样，“春应肝而养生，夏应心而养长，长夏应脾而养化，秋应肺而养收，冬应肾而养藏”。

春季为四季中的第一个季节，万物开始萌发，冰雪开始消融，到处一片生机勃勃的景象，人体之阳气也会向外疏发，所以春季养生一定要掌握好春季之气升发、舒畅之特点，保护好身体中的阳气，让它不断充沛、旺盛起来，所有耗伤、阻碍阳气的情况都要避免，要将这一养生原则贯穿到自己的饮食起居和精神调养等各个方面。春季虽然呈渐暖的趋势，但是乍暖还寒，春风还是有些寒意的。而且病邪等在春季也比较活跃，所以一定要做好防寒保暖工作，以防病邪入侵人体。

夏季是四季中最热的季节，阳气最为旺盛，而且阳气外发，伏阴在内，气血运行也变得旺盛，活跃于机表。为了适应炎热的气候，我们皮肤的毛孔会开泄，排出汗液，通过排汗来调节体温，进而适应暑热气候。盛夏季节的养生要点就是谨防暑邪，长夏防湿邪，还要注意保护好体内的阳气，不能因为避暑而贪凉，以免伤及体内的阳气。《黄帝内经》认为“春夏养阳”，然而现在的年轻人却忽视了这一点，吹着冷气，吃着冷饮，导致暑热和风寒之邪趁机入侵人体，诱发疾病，其实这一不良习惯和现在女性出现的痛经有很大的关系。在过去，没有冷气吹，没有冷饮吃，夏季时都会给孩子穿上肚兜，盖好肚脐，以防腹部受凉。古籍上记载的“夏日天暑地热，若檐下过道，穿隙破窗，皆不可乘凉，以防贼风中人”“不得于星月下露卧，兼使睡着，使人扇风取凉”等都符合“夏养阳”之说。

“秋风秋雨秋萧瑟”，秋季天气转寒，秋风吹到身上，不禁瑟瑟发抖，而且“一场秋雨一场凉”，所以秋季一定要注意增添衣物，以免着凉受寒。秋天的萧条衰败景象很容易让人情绪低落，所以要注意调节情绪，心情不好的时候可以出去散散步，锻炼身体，参加一些体力劳动，通过活动来消除精神上的紧张。没事的时候练练书法、听听舒缓的音乐，陶冶情操，都能有效缓解精神压力。《素问·四气调神大论》之中有记载，秋季应这样养生，“使志安宁，以缓秋刑；收敛神气，使秋气平；无外其志，使肺气清，此秋气之应，养收之道也”。意思就是说，秋季要保持精神的安宁，缓解肃杀之气对身体健康的影响，同时注意不断收敛神气，进而适应秋季容平，而且不会使神志外驰，保肺之清肃之气，此即为顺应秋季特点的精神调养法。

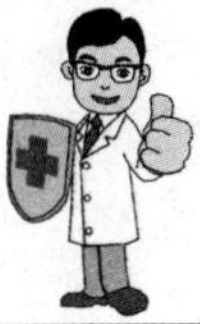

四季中的最后一个季节就是冬季，万物凋零，天气寒冷，动物们都躲在巢穴里不出来，人体的阳气也要潜藏在身体中。所以，冬季养生要顺应阳气之潜藏，进而敛阴护阳。由于人体中的阳气在冬季时处在闭藏状态，新陈代谢水平比较低，所以要依靠肾来发挥作用，进而确保生命活动的过程适应自然变化。人体中的能量、热量的总来源在肾，即我们平时所说的“火力”，小孩和年轻人的“火力”比较壮，老人的“火力”比较小，那么到了冬季该如何让“火力”旺些呢？关键就是防止冬季的严寒气候侵袭。医学上讲致病的寒冷气候称作寒邪，它的显著特点就是气温骤降，而这一特点主要出现在冬季，所以冬季出门一定要做好防寒保暖工作，少吃生冷寒凉之品，以免寒邪侵体，诱发疾病。我们身体中的阳气就相当于小太阳，没有它，万物就不能生存，身体就会失去新陈代谢的活力，无法供给能量、热量，生命就会在这个时候终止。

在古代，养生家提出养生要顺应四季的变化，适应气候的寒暑交替、风雨干湿等多种变化，调整自己的情志，选择良好的休息场所，节制房事，避免过度劳累等，这样，身体自然不容易生病，能够体健身强，延年益寿。如果我们反其道而行之，一旦超出了我们身体所能承受的极限，自然也就会得病了。古代就曾发生过这样的事例，有个人在冬天劳累过度，伤了肾气，在夏天的时候就发生了中风，这是由于肾精虚亏，阴虚阳亢而引起的病症。

人也是万物之中的一分子，自然不可能脱离大自然的怀抱，我们的生活是必然要经历四时变化的，只有认识我们大自然发展的规律，了解了寒暑气候变化与人体虚实变化的内在联系，才能顺应自然养生。

4. 五脏六腑也有最本真的东西

人体的衰老过程是非常复杂的，五脏的衰退与气血有很大的关系，传统的医学中所阐述的衰老就是肾精亏损。但是这样的说法是非常片面的，现在很多人认为若是想要保证自己的五脏不衰竭，就要注意调整好肝肾的关系，只有调节好肝脏，舒畅肾气，才能防止五脏衰老。

导致衰老的内因是“五脏的衰退”，这个观点最早出现在《黄帝内经》一书之中。例如《灵枢·天年》说：“五脏皆虚，神气皆去，形骸独居而终矣。”这就说明人的寿命的长短和身体的健康，都是由于五脏的盛衰决定的。五脏的健康程度，也是有先后顺序的。用五行相生的词语来排列，首先衰老的器官便是肝脏，相继是心、脾、肺、肾。但是事实上很多器官都会先衰老，并且由于各个器官的功能是不同的，因此在人体中所占的地位也是不同的。

《灵枢·天年》中记载：“五十岁，肝气始衰，肝叶始薄，胆汁始灭减，目始不明。六十岁，心气始衰，苦忧悲，血气懈堕，故好卧。七十岁，脾气虚，皮肤枯。八十岁，肺气衰，魄离，故言善误。九十岁，肾气焦，四藏经脉空虚。百岁，五脏皆虚，神气皆去，形骸独居而终矣。”这段描写详细地介绍了人体的各个器官衰老的先后过程，其中肝脏就是最先出现衰竭的器官。人体脏腑之间的生理功能会相互调节，会影响病理变化。所以说，衰老是一个非常复杂的过程，并不是一个器官的问题，而是所有器官整体的变化。

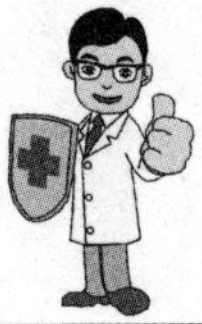

构成人体和维持人体基本活动最基本的物质就是气血，它也是脏腑活动最基本的物质。《素问·调经论》中有言：“人之所有者，血与气耳。”《素问·至真要大论》中也这样说：“气血正平，长有天命。”张子和曰：“气血以流通为贵。”《丹溪心法》一书中记载：“气血充和，万病不生。”这就说明了气血的充足与流畅是维持五脏长盛不衰的重要原因，也是人体健康的基本条件。任何会导致生病的因素，都可以影响气血的平静，因此就会产生各种疾病，即“血气不和，百病乃变化而生”。

五脏六腑与身体的经脉也有着非常密切的关系，所以也会影响身体的病理。

脾、肾、肝在人体中占有很重要的地位，也可以说，在五脏中，最重要的便是肾和脾。这是因为肾脏是先天之本，是五脏中阳气的根本，脾为后天之本，却是血气的源泉，同时也能够滋补肾气。人需要血气，更需要滋补全身，这样才能抵抗外来的病魔，即“脾胃固则百疾不生”。因为脾胃的损坏而导致衰老，这是中医学中尤为重要的理论学说。

李东垣有言“百病皆由脾胃衰而生”，如今又有“内伤论”的观点，讲究治病要特别重视脾胃的健康，不要使用过度的药量来伤害脾胃，因此提倡“脾胃论”这一学说。

肾被称为“先天之本”，是生命的源泉。“肾者主水，受五脏六腑之精而藏之”。肾脏是脏腑阴阳的根本，为“先天之本”。

明代的张景岳、李中梓等中医认为，若是人体之火衰竭，那么就要集中补肾。肾精是生命生产的物质基础，同时也是维持生命的基础。因此，随着年龄的增长，肾精也会出现亏损等症状。但是这与肝脏的衰竭是不同的，二者也并不矛盾。肝肾之间的关系非常紧密，常称之为“肝肾乙癸”同源。人体若是呈现衰老的症状，那么首先便是肝衰。

肝脏具有输血、传导的功能，能调节全身的气血，并能够保持气血的正常运行，气血畅通，有助于肾脏完成其生殖功能，并且能够保护机体，预防一些疾病。若是肝脏的功能降低，那么气血就会失和，人体也就会慢慢地衰老。

由此可以看出，五脏的老化也并不仅仅局限于某一个器官，若是有一个器官出现了问题，那么其他器官也会相应地出现一些问题。当五脏受到损害的时候，气血也会受到损害，我们要保护好自己的五脏，才能对抗衰老和疾病。

5. 人活着的根本就是元气

民间有句话，“人活一口气”，这个气就是指元气。看过武侠小说的人都知道，比武过程中经常会用“元气大伤”来形容战败一方，那么元气究竟是什么呢?

元气相当于生命之本，人体中元气充足的时候，脾胃功能就能得到恢复，身体各部分功能都能得到改善，它是人体维持组织器官生理功能的基本物质和活动能力。《辞海》之中有云:“元气，亦称‘原气’，指人体组织、器官生理功能的基本物质与活动能力。”中医认为，人体中的元气充足，则身体健康；元气受损，则人生病；元气耗尽，则人死亡，可以说元气决定着人的生命。人体元气足的时候，自身免疫力也会增强，帮助机体战胜疾病，元气不足或虚弱的时候，自身免疫力下降，人就会接近死亡。

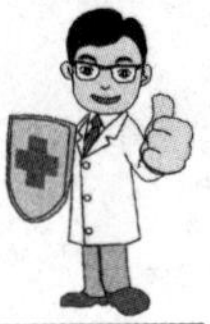

中医认为，“气为血之帅，血为气之母”，气血之间是相互依存的关系，也正是因为有气有血，我们的心脏才能正常跳动，血液才可以正常流动。

《史记·扁鹊传》上面记载着这样一则故事：神医扁鹊周游列国的时候，一次，路过虢国的时候，路人纷纷传说虢国太子在鸡鸣时分突然死亡，由于当时太子死亡的时间还不足半天，所以尸体尚未被收殓。扁鹊看到太子的“尸体”之后，认为太子没有死，所以请求为太子诊治。他在太子头、胸、手、脚等处扎了几针，谁知太子就活了过来，举国上下皆轰动，大家纷纷传说扁鹊有起死回生之术。但扁鹊却说:“并不是我能起死回生，是他自己救了自己，因为他仍然有元气，有自我恢复的能力，我不过是扶了他一把而已。”

元气灌注于我们身体各个脏腑组织，它是与生俱来的，它包括后天脾胃运化水谷之气，这些气能维持我们的整个生命过程。人体为天地之产物，是个阴阳统一体，阴阳处在不断的运动和变化之中，在这个变化之中就形成了“运气”的状态。

中国文化的传统观点认为，气是构成自然界万事万物的最小物质，婴儿出生时那“哇哇”的哭声就是自身之气和天地间构成的相关性。中医认为“正气存内，邪不可干”，意思就是说，身体中有阳气存在，外邪则难以近身。《医学源流论》也有记载：“诊病决死生者，不视病之轻重，而视元气之存亡，则百不失一矣。”意思就是说，诊病的过程中，决定患者生死的并非其所患疾病的轻重，而是患者体内元气之存亡。元气充足，疾病自然易被治愈；元气衰弱，即使是小病也可能会要人性命。

现代人变得更加易感、更易猝死，和元气之伤有很大关系。相比六七十年代满足于温饱来说，现代人更加趋向于利益。不管从事什么工作，似乎都活得很累，精神压力过大，情绪波动也很大。每天的生活非常忙碌，熬夜加班更是常事，很多年轻人为了生活而奔波应酬到深夜，为了工作而熬夜加班到凌晨。时间一长体质就会变差，稍一着凉就要到医院打点滴，稍一被晒就会中暑，冬日时手脚冰凉、畏寒怕冷，年轻的身体却如此弱不禁风，不禁让人堪忧。

如果从年轻之时就这样耗费元气，那又何谈长寿呢？

养元气，粥是不错的选择，清淡且极易消化，能充分吸收粥中的营养成分，非常适合老人、小孩和大病初愈者食用。粥还可以提升食欲、补充元气，便秘患者常喝粥能缓解便秘。胃不好、喉咙干燥、感冒等患者经常喝粥能很好地缓解病情。粥熬好后表面上浮着的一层细腻、黏稠、形如膏油的物质就是我们平时所说的粥油。很多人并不觉得它有什么出奇的地方，实际上，它有非常好的滋补作用，可以与参汤媲美。这里说的粥油主要指的是由小米或大米熬粥后得到的。从中医的角度上说，小米和大米味甘性平，有补中益气、健脾和胃之功。二者熬粥后，其中的大部分营养溶入汤中，而粥油是米汤之精华，滋补力非常强。清代赵学敏撰写的《本草纲目拾遗》中记载，米油“黑瘦者食之，百日即肥白，以其滋阴之功，胜于熟地，每日能撇出一碗，淡服最佳”。清代医学家王孟英的《随息居饮食谱》中说米油“可代参汤”，因为它与人参一样，能大补元气。喝粥油最好是早上空腹时，调入少量食盐，能引“药”入肾经，进而提升粥油补肾益精之功效。

肚脐也是养元气不可忽视的部位，古人认为肚脐是“元气归脏之根”，肚脐最怕着凉。肚脐和腹部其他部位不同，脐下没有肌肉、脂肪组织，而且布满血管。是腹壁的最后闭合处，皮肤较薄而且敏感，有渗透性强、吸收力快等特点。由于屏障功能差，而且处在人体相对虚弱之处，所以很容易受凉。肚脐受邪发病，不仅易出现局部逆气里急等急性腹痛，而且会直接或间接威胁五脏六腑，四肢百骸，五官九窍，皮肤筋膜的健康，诱发全身性疾病。如脐部受寒影响胃肠功能，发生呕吐、腹痛、腹泻等胃肠道疾病。年轻女性，尤其是经期女性，血管处在充血状态，脐部受凉，盆腔血管会收缩，导致经血不畅，久而久之就会诱发痛经、经期延长、月经不调等。所以平时一定要护好肚脐，穿衣盖被时将其作为重点保护对象，以养护身体元气，防病保健。

养生并不是指生病的时候吃药，虚弱的时候进补，而是要从每一天每一刻重视自己的身体和精神状态，点点滴滴积累，就像是待建的房屋，需要一砖一瓦细致地码放，忽视一砖，都有可能功亏一篑。每一天都爱惜自己的身体，积累元气，才能将生命延续得更长久。

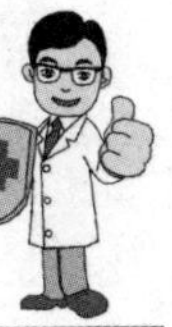

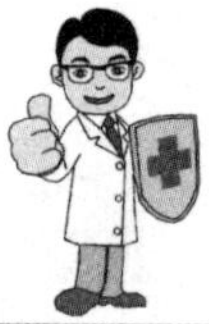

二、在《黄帝内经》中的四季养生

1. 解读《黄帝内经》中的“四气调神大论”

《黄帝内经》中讲到“四气调神大论”，四气，指春夏秋冬四时的生化特点；调，调理、善摄；神，指精神情志活动。主要告诫人们要顺应四时气候变化以调摄精神情志，保持机体阴阳的相对平衡，达到身体健康的目的。

春季三月，万物复苏，自然界欣欣向荣。为了适应这种自然环境，人们应该晚睡早起，起床后到庭院里散步，披散开头发，穿着宽松的衣物，不要使身体受到拘束，以便使精神承受春天万物的生发而舒畅活泼，充满生机。对待事物，也要顺应此时的生长之性，不应该抑制其生冀：这正是顺应“春生”的养生法则。如果违背了这种规律，则会伤及肝脏，以致夏天容易发生寒性病变，出现阳气不足的病症。

夏季三月，天气下降、地气上升，天地、阴阳相互交汇，自然界一片繁荣秀丽。此时人们应该晚睡早起，并保持愉快、舒畅的心情。这样能够使阳气充分宣泄。这正是顺应夏季的养生法则。如果违背了这个法则，就会损伤心脏，以致秋天易发疟疾，减少了供养秋天的精气，致使冬季也较易生病。

秋季三月，秋高气爽，暑湿消失，自然界丰收平定。此时人们应早睡早起，大体以与鸡活动的时间一致为宜。精神情绪要保持安定平静，以缓解秋凉对人体的伤害；内敛神气而不外泄，可保持平定，有助于肺的清肃，这就是秋季的养生法则。如果违背，则会对肺脏有损伤，以致冬天容易发生完谷不化所致的泄泻，从而减少了供给冬天贮藏的精气。

冬季三月，水冷成冰，地寒而裂，自然界草木凋零，万物伏藏。这时人们要减少活动，不要扰动体内的阳气。要早睡晚起，到太阳升起的时候再起床，才能避免寒气侵袭。精神情绪要保持平静，同时还应当躲避寒气，注意保暖，不要轻易使皮肤开泄而出汗，以免阳气散失。这就是冬季的养生方法。如果违背了这个原则，就会伤害肾脏，以致春天会发生痿病和厥病，而且供给春天的生发之精气就减少了。

如果违背了春季的养生原则，那么人体内的少阳之气就不能生发，从而使肝气抑郁发生病变；如果违背了夏季的养生原则，人体内的太阳之气便不能旺盛，就会发生心气内虚的病症；如果违背了秋季的养生原则，体内的太阴之气便不能收敛，就会发生肺热喘息胸闷的病症；如果违背了冬季的养生原则，体内的少阴之气便不能闭藏，就会发生肾气虚惫的病症。

自然界四时阴阳之气的变化，是万物生长收藏的根本。因此圣人才会注重春养生、夏养长、秋养收、冬养藏。如果悖逆了这些原则，那么就会伤伐其根本，耗损人体的天之真气。养生之道就在于此，顺应四时的阴阳有序变化，就能延年益寿；悖逆它，就会疾病丛生甚至死亡。正因为如此，圣人才不会等到疾病找上门来才去治疗，而是注重防患于未然。这和未雨绸缪是一个道理。

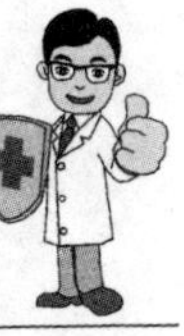

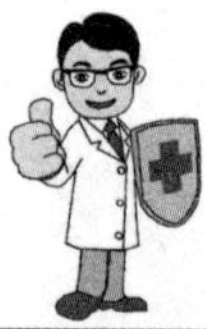

2.“法于阴阳，和于术数”是长寿的根本

在《黄帝内经·素问》中，有这样一段记载：一天，黄帝问岐伯：“余闻上古之人，春秋皆度百岁，而动作不衰；今时之人，年半百而动作皆衰者，时世异耶？人将失之耶？”

岐伯答道：“上古之人，其知道者，法于阴阳，和于术数……”

事实上，“法于阴阳，和于术数”，这八个字就是《黄帝内经》提出的日常养生保健的总原则。对此，我们需要先介绍一下何为“阴阳”。

经常听到人们说“阴盛阳衰”或者“阴阳调和”，但是真正了解阴阳的人却很少。其实，阴阳是我国古代的哲学概念，是事物相互对立统一的两个方面，它是自然界的规律，世界万物的纲领，事物变化的根源，事物产生、消灭的根本。古人认为阴阳是处处存在的，凡是明亮的、兴奋的、强壮的、热的、运动的、上面的、外面的事物，都是“阳”；而凡是属于阴暗的、沮丧的、衰弱的、冷的、静的、下面的、里面的事物则都是“阴”。

中医认为：“阴”代表储存的能源，包括血、津液、骨、肉，性别中的雌性等。而“阳”则代表能源的消耗，是可以通过人体表面看到的生命活力，无形的气、卫、火，性别中的雄性等都属于阳，而“阳”的这种生命活力靠的是内在因素的推动，即“阴”的存储。

在我们国家，西北的温度要较东南低得多，为什么会出现这样大的差别呢？《黄帝内经·素问》中说："西北方阴也。东南方阳也。"整个东南方向以释放为主，所以就产生了温度上的差异。

"阴阳"的收藏也相当于人体内部的新陈代谢，是吸收和释放的过程。阴的收藏是合成代谢，而阳却是分解代谢。总结起来就是"阴成形""阳化气"。比如我们吃的食物就是属"阴"，食物进入体内就会被消化吸收，供养生命活动的需求，这就是"阴成形"的过程，是一个同化外界物质向内的过程；而人吃饱后会感觉精力充沛，整个人显得很有活力、很精神，做事的时候思维也比较敏捷，这就是"阳化气"的过程，即消耗体内有形物质而释放能量的过程。

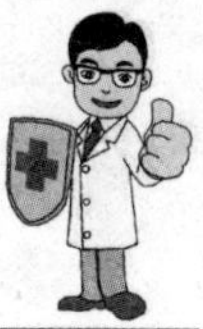

所谓"法于阴阳"，就是按照自然界的变化规律而起居生活，如"日出而作，日落而息"，随四季的变化而适当增减衣被等。所谓"和于术数"，就是根据正确的养生保健方法进行调养锻炼，如心理平衡、生活规律、合理饮食、适量运动、戒烟限酒、不过度劳累等。

数千年前所提出的这些原则与方法，讲起来通俗易懂，做起来简单易行，但要真正做到并非容易。因为现代人，特别是城市人的生活压力都很大，要供房供车，即使不买房买车，也要辛苦地工作以避免在激烈的竞争中被淘汰，所以经常要加班、熬夜、应酬。很多人往往是在失去健康的时候才懂得健康的重要，快要失去生命的时候才知道生命的可贵。老年性疾病的日益年轻化，中青年猝死人数的不断增加，都为我们敲响了警钟。

"法于阴阳，和于术数"，实际上整部《黄帝内经》都在诠释这八个字，这个养生之"道"不是抽象的、虚空的，它就实实在在地表现在我们每一个人普普通通的日常生活中。希望那些不注重自身健康的人要学会“法于阴阳，和于术数”，不要等到失去健康再后悔不已。

健康的生活习惯主要还要靠自己养成，虽然实施起来会有困难，但只要坚持，就会看到好的结果。

中医养生观认为，阴是阳的前提，人体只有注意养收、养藏、养阴，才能有更多的能量供给人体的生命活动。所以，我们在养生时，一定要注意养阴惜阴，只有这样，才有助于健康和长寿。

3. “内养正气，外慎邪气”为四季养生的根本

如今，关于“人与自然”的话题越来越受人们的关注。有些人认为，人主宰世界，可以与自然抗衡。也有些人认为，人是自然的一部分，只能顺从大自然。其实，客观而言，人与自然是可以和谐共处的。

从保健养生角度来说，疾病是可以预防的，只要五脏元真（真气）充实，营卫通畅（指人的周身内外气血流畅），抗病力强，则正气存内，邪不可干，人即安和健康。所以四季养生保健的根本宗旨在于“内养正气，外慎邪气”。

“内养正气”是养生的根本，任何一种养生方法的最终目的都是保养正气。保养正气就是保养人体的精、气、神。人体诸气得保，精和神自然得到充养，人体脏腑气血的功能也得到保障，即“五脏元真通畅，人即安和”。

《黄帝内经》里记载了这样一段对话。

黄帝问养生专家岐伯：“为什么有的人能活上百岁身体还很健康，而有的人却过早衰老了？”岐伯说：“有的人懂得对于四时不正之气的避让，以便使思想闲静，排除杂念。这样调和好了自身的正气，就不会得病了。”黄帝听了，觉得很有道理。便照岐伯的方法修炼了起来。

黄帝注意在日常生活中处处约束自己，消除不切实际的欲望，使心情尽可能地安定。由于精神专注，他在劳动时并不觉得疲劳。由于在物质上没有奢望，所以他心情一直很舒畅。吃饭时，不管是什么他都不嫌弃。所穿衣服不管是质地好的还是差的，他都很开心。他喜欢与民同乐。虽然他是国家的领袖，但他尽职尽责，为百姓造福，从不自以为尊贵。

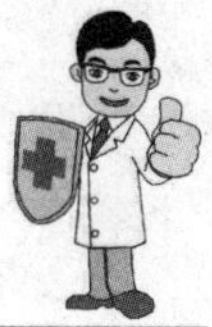

黄帝心静如水，加上他长期坚持，从不懈怠，所以他不受外界的干扰，常保有“天真之气”，这应该是他长寿的秘诀了。

“外慎邪气”则是警惕外界一切可以致病的因子，主要是从有病要早治、生活要节制等方面来调摄养生。

中医认为，邪气刚入于人体之表，应当即时治之，“勿使九窍闭塞，如此则营卫调和”。病邪就不会由表入里，病势也就不会由轻变重而损害正气，是养生祛病益寿之妙法。

“外慎邪气”的另一个方面是指对自己的生活注重节制，忌“贪”字。比如起居有常，起卧有时，从不贪睡，每天坚持锻炼身体，并做一些力所能及的体力劳动；衣着打扮应当以舒适为宜，根据气候的变化而适当增减着装，但不要因为天气寒冷就穿着过暖，也不要因为天热贪凉而过少穿衣；饮食方面则要讲究五味适中，五谷相配，饮食随四时变化而调节，忌贪饮暴食偏食；在心理健康方面，应当注重陶冶情操，坦然、怡然地待人接物，不以物喜，不以已悲，良好的心态自然能够改善身体状况，减轻乃至避免机体发生病患的可能。

自然界分布着五行（即木、火、土、金、水）之常气，以运化万物。人体秉承着五行运化的正常规律，因此才有五脏生理功能。不仅如此，人们必须依赖于自然界所提供的物质而生存。所以，人与自然环境存在着不可分割的联系，自然和人的关系好比“水能浮舟，亦能覆舟”一样，既有有利的方面，也有不利的方面。

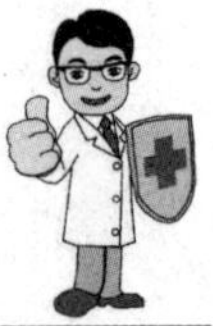

4. 饮食法地道，居处法天道

现代文明的进步，科学技术的发达，使人们的生活有了翻天覆地的变化，但是一个奇怪的现象出现了，那就是与古人相比，现代人似乎变得更容易生病了，甚至还出现了越来越多的疑难杂症。这是怎么回事呢？

其实，通过研究现代人的生活状态，很容易得出结论：大多数疾病都是由不健康的生活习惯和生活方式导致的。与古人相比，现代人少了很多禁忌，没有不敢去的地方，没有不敢吃的东西，生活内容也变得丰富多彩，很多人觉得这是一种进步，其实从某种程度上说，这实际上是一种倒退。因为人们对于自然、对于天地缺少了应有的敬畏之心，这就为很多疾病的入侵打开了缺口。

那么，怎样的生活方式才是健康的呢？《黄帝内经》给出了最朴实也最根本的答案，饮食法地道，居处法天道。

饮食法地道，“地道”就是节气，也就是说我们平时吃东西要遵照节气规律去吃，尽量吃应季食品，这才是正确、健康的饮食观念。可是现在人们的生活水平提高了，夏季的食品在寒冷的冬季也能轻易吃到，这使得人们对饮食上的季节观念越来越淡薄，从而忽略了食物本身的属性，比如西瓜性寒，本应在炎热的夏季食用，以平衡阴阳、中和暑热，若在冬季食用，就给本来寒冷的环境更增添了几分寒意，从而对身体造成伤害。现在很多女性有痛经的毛病，很大一部分原因就是饮食上不注意造成的。

居处法天道，“天道”指日夜，是指人的起居应该顺应天地运转的自然规律，天亮就起床，让人体自身的阳气与天地的阳气一起生发。经常赖床的人会有这样的感觉，虽然早晨比平时多睡了一会儿，但是起床后并没有精神抖擞，反而不如早起的时候舒服，这就是由于赖床使体内阳气没有生发起来的缘故。同样，天黑了就应该睡觉，不要贪恋夜生活，不要经常熬夜，这样才能使阳气潜藏起来，以阴养阳。

另外，生活水平的提高也让很多人过着一种恒温的生活，夏天热了可以开空调，冬天冷了有暖气，很少有机会出汗或感受寒冷，违背了自然规律的我们必然会受到惩罚，于是，一些所谓的富贵病接踵而至，让人们在享受高质量生活的同时也付出了昂贵的代价。一些人也意识到了生活中的这些问题，于是开始想方设法加以改变和弥补，如很多都市人开始利用节假日去郊外享受大自然，到农场从事一些体力劳动，以减缓不健康的生活方式带给自己的危害。从本质上说，这其实就是人们在长期远离自然以后的一种本能。

5. “不时不食”，顺时而“食”

按照中医的理论，一年四季的气候变化是春生、夏长、秋收、冬藏，人的身体也是如此。中医讲究天人合一，特别注重顺应自然。因此，顺时而“食”也是膳食养生的关键。《黄帝内经》中说，“不时不食”，就是要求我们，饮食一定要顺应大自然的规律，说白了就是大自然什么时候给，我们就什么时候吃。

目前，我们有各种先进的栽培技术，一年四季都可以买到自己想吃的东西。现在再讲“不时不食”似乎有点过时了，但这里还是要提醒您：尽量吃应季的食物。因为，无论什么食物，只有当季才生长得最为饱满、最有营养。

比如甜瓜，一般是7月份才成熟，那时候的甜瓜经过了充分的阳光照射，味道很香甜。现在大棚里种的甜瓜在5月就上市了，看上去也是甜瓜的样子，却根本不好吃，有的甚至是苦的，完全失去了应有的风味，营养功效自然也比不上自然成熟的。有些催熟的食物，不光味道不好，人吃了还会生病，就是因为它的生长过程中用了很多化学药剂。吃应季的食物不仅经济实惠而且对身体有好处，我们吃东西不能只为了尝鲜或者寻求一种心理上的满足，吃得放心、吃得健康才是最重要的。

什么季节该吃什么食物，民间习俗就是很好的答案：韭菜有“春菜第一美食”之称，“城中桃李愁风雨，春到溪头荠菜花”，荠菜也是很好的春菜，“门前一株椿，春菜常不断”……这些都是符合自然规律的；夏天有“君子菜”苦瓜，“夏天一碗绿豆汤，解毒去暑赛仙方”“夏季吃西瓜，药物不用抓”……夏天多吃这些食物可以解暑除烦，对身体是有好处的；秋天各种水果都上市了，“一天一苹果，医生不找我”“新采嫩藕胜太医”，还有梨、柑橘等都是不错的选择；冬天最常吃的就是大白菜，此外冬季是进补的好时节，可以多吃些羊肉、狗肉等温补的食物，可以补中益气，来年有个好身体。

食物得天地物候之气，它的性质与气候环境的变化是密切相关的。如果不是应季食物，它就没有那个季节的特性，营养价值就会因此改变。很多人热衷于吃“初物”，就是到了季节新鲜上市的食物，从食物当中感受四季变化，体验人与自然协调的美感和幸福。

6. 不同的季节，疾病各有偏好

《黄帝内经》中说，“春季邪气伤人，多病在头部；夏季邪气伤人，多病在心；秋季邪气伤人，多病在肩背；冬季邪气伤人，多病在四肢”。所以，我们要知道如何在春季保养头部，秋季保护好肩背等。

◉ 春季的头部保养

春天是万物复苏的季节，天气一暖和，各种细菌、病毒也开始大量繁殖，这时候邪气最容易从头部入侵人体。所以我们要保养好头部，防止疾病入侵人体。下面介绍一种简单有效的方法：

先用双手十指自然屈指并拢；用指端自前向后、自中绕至两侧，对整个发际较有力地划摩数次；再用十指依前顺序较有力地一点一点地按压数遍；再用十指依前顺序做短距离往返搔抓数遍；最后用十指依前顺序轻缓按摩数遍，每2～3小时一次。

◉ 夏季保养好心

我们在前文中也提到，夏季对应的是心，养心是关键。夏天的时候，人容易心情烦躁，动不动就发脾气。这是因为夏天气血都集中在人体外部，人体内部的气血相对不足，所以遇见点事就容易生气发火。因此，我们一定要记住，夏天要忌怒，别发脾气，或者尽量少发脾气。夏天的时候，本来你的气血都在外面了，你再一发脾气，血压就上来了，哪里还能健康？

◉ 秋季做好肩背部的保养

一到秋天，有些人就开始出现肩背部疾病，这就是邪气入侵的缘故。所以，我们要学会应对之道。这里教大家一个简单方法：把手心贴在缺盆处（人吸气时两肩的锁骨处会形成一个窝，这个窝的中间就是缺盆穴），轻轻地蠕动，慢慢地提捏，提捏的劲道采取“落雁劲”，就好像是大雁落沙滩那样，看似轻柔，但内带劲力。多做做就可缓解肩膀疼痛。

中医里非常强调后背的养生。因为后背为阳，太阳寒水主之，所以很容易受寒。古语有“背者胸中之腑”的说法，这里的腑就是指阳。所以，我们在生活中要十分注意后背的养生，晚上睡觉的时候，一定要盖住肩膀。很多年轻的妈妈为了照顾孩子，跟孩子一起睡，盖一床被子，这就容易出现一个问题，因为孩子身体小，一床被子往往盖不住孩子的肩膀。导致孩子的缺盆穴受风，引起肩背痛。

所以做家长的要注意这个问题。

◉ 冬季做好四肢的保养

冬季疾病容易从四肢，尤其是双腿入侵人体。因此冬季最要注意记得给双腿保暖，特别是爱美女性，不要为了显瘦而穿丝袜过冬。

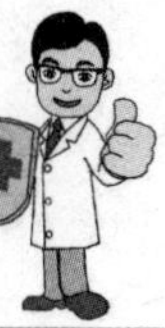

三、顺天时地利，养生不再难

1. 顺应四时——最简单的养生方法

随着人们生活水平的提高，越来越多的人开始重视养生的过程，认为养生比治病更重要。实际上，养生的过程并不复杂，从中医的角度上说，顺应四时就是最好的养生方法。

顺应四时养生并不复杂，民间有这样的话语，“冬天不冷，夏天不热，迟早要坐病”。意思就是说，气候异常的季节生病的人会更多，而这句话在现在已经成为常态。夏季的时候，人们会将空调调到最大，以确保身体的凉爽，这样很容易患感冒、关节痛。到了冬季，人们又会生上暖气，保持室内温的温暖，甚至变得有些“热火朝天”，这样的温暖环境不但浪费了能源，也违背了自然规律，危害非常大。《黄帝内经》中有云：“冬不藏精，春必病温。”到了冬季，人体的精气会处在闭藏阶段，此时外界温度过高，腠理会反常张开，气血大量消耗，虽然表面上看起来没有什么变化，但身体早就形成“表虚”之态，遇到温度稍低的环境，肯定会感冒发热。

冬季室内的温度不宜过高，控制在20摄氏度左右即可，夏季的温度也不宜过低，最好买把扇子，自己动手扇风，人的生命过程应当遵循冬暖夏凉的基本规律，才可减少疾病发生。

人和自然界的其他生物一样，具有顺时特性。就像树木到了冬季，原来分散在枝叶上的营养会运送至根部，树叶会落光，枝叶营养就会相对缺乏；夏季时枝叶茂盛，根部营养相对缺乏。春季时，人体的气血会从内向外走，到了夏季，体内气血充盈，表面气血会相对缺乏，这也是夏季人容易患胃肠疾病的原因之一。秋季时体表之气缺乏，不能固卫，因此易患感冒。

人体有这样的“顺时”特性，因此我们的生活起居也应顺应这种特性，有针对性地进补。春季主养肝，应当注意吃些补肝养肝之品，避免“春困”；夏天应当补心，适当服用生脉饮就能够达到此功效，因为生脉饮里面的麦冬、五味子有补气、清肺热之功，还可滋养心气，预防胸闷、气短、汗多等症；秋季气候干燥，可适当吃些梨，秋梨有润肺止咳、收敛气血之功；冬季是最佳的补养季节，女性应当注意补养气血，男性应当注重补养肾阳。

从中医的角度上说，起居应当顺应四时。春季为万物生发的季节，容易“春困”，因此，春季时不宜长睡不起，应早睡早起，注意锻炼，能够舒肝气。夏季昼长夜短，应适当晚些入睡，但也不能太晚。还应注意，夏季时人的情绪会随着温度上升而变得暴躁，进而加剧气血充盈在表面，因此，控制情绪为夏季养生之重点。秋季时应当注意早睡早起，这个时候气血从内向外收敛，顺应气血收藏，睡眠时间最好跟着延长，情绪上尽量少思虑、悲秋。冬季时应当早睡晚起，没有必要早上五六点钟起床锻炼身体，因为过早起床会导致毛孔过度开放，不利于储藏精气。

冬至为一年之中白昼最短的日子，从中医阴阳五行理论上说，这一天是一年里阴气最盛的一天。冬至时阴气旺盛，阳气开始逐渐上升，而夏至为阴气生发的日子。在这两个特别时期，不宜远行或剧烈运动，应当好好休息。春分和秋分时，人体气血内外各半，气血旺盛，外界温度适宜，可通过加强运动助气血运行。

在一天当中的不同时辰，人体也会发生不同变化，所以中医提倡睡子午觉，进而保持身体中阴阳的平衡。每天上午的7:00 ~9:00为一天内胃气之顶点；9:00 ~11:00 为脾运化之顶点；15:00 左右为小肠运化之顶点，所以，9:00 和 15:00 都是最佳的进餐时间，由于工作繁忙而不能进食的人应当适当调整进餐时间，需要上夜班的人不宜强迫自己夜间禁食，最好吃些清淡食物，防止危害胃和肝脏健康。

2. 我们为什么越来越容易生病

如今，人们已经越来越关注健康问题，越来越多的人虽然没有患上严重的器质性疾病，但出现浑身乏力、头晕、耳鸣、失眠、手脚冰凉、便秘、心悸气短、坐立不安、心烦意乱、颈部或腰部酸痛等现象，这就是我们常说的“亚健康”。

亚健康状态的人虽然查不出是何种疾病所致，但身体确实非常

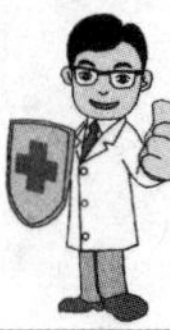

不舒服，根本不能专心地去做事，并且没有行之有效的药物能够改善上述症状。

生活中，我们经常会看到一些人被“亚健康”问题所困扰，不但给身体健康带来威胁，还给患者带来了无形的心理压力。俗话说得好：“有病乱投医。”很多亚健康患者在身体不适而又无法治疗的情况下吃各种保健品、补药，症状不但没有改善，反而出现了其他不适。

实际上，从中医的角度上说，亚健康可能为脏腑功能不协调、经络不畅所致，但是若不及时改善，就会愈加严重，成为某些疾病的“培养室”。

其实，亚健康是完全可以避免的，只要我们注意好日常生活中的点点滴滴，就能够在一定程度上防治亚健康，享受健康的生活。

那么究竟怎么做才可以让自己远离亚健康呢？亚健康为不正确地使用身体所致，如不按时吃饭、不按时睡觉，无休止地加班熬夜、看电视、玩游戏、泡吧等，吃饭也多为应付，胡乱吃些东西就当是日常三餐。应当严格规范自己的一日三餐和生活起居才能更好地为身体提供能量。

很多不良习惯都会导致亚健康，仅仅通过纠正不良习惯很难迅速看出效果。可以进行适当的穴位按摩，了解与穴位相关的知识，还可以了解一些与中药、中成药有关的知识，拥有正确的健康理念，才能远离亚健康。

3. 顺应生物钟，离健康更进一步

我们都知道，睡眠是人维持健康不可或缺的过程，通常情况下，我们每天都应保持8小时以上睡眠时间，同时保证高质量睡眠。若睡眠时间不足、睡眠质量差，就会使大脑处在疲劳状况，甚至影响大脑功能。

一日之中，清晨太阳升起，太阳在上午逐渐升高时，自然界的阳长阴消，阳气逐渐增多，阴气逐渐减少。此时应当以动养为主，因为动能生阳，尤其对于阳虚的人来说，此时养阳，比其他时段效果更佳。

下午到傍晚的时候，太阳会逐渐降落，此时自然界中的阴气开始增加，应当利用天时，开始静养，因为静能生阴，尤其对于阴虚者来说，此时最适合养阴。也就是说，我们顺应大自然的规律，顺应生物钟，就能够达到非常好的养生功效。

若白天工作的时候不打瞌睡，晚上睡觉的时候不起夜，上床的时候能够迅速入眠，那么说明你的生物钟很正常，身体健康。

生活中，我们有时可能会觉得全身懒洋洋的，身体有重重的感觉，有时又精力旺盛，身轻如燕。实际上，这就是我们体内生物钟节律造成的。

生物钟就像我们人体中的无形时钟，每个人的生物钟节律都是不同的，但生物钟的总体规律一致。那么，我们如何根据生物钟规律来养生呢？

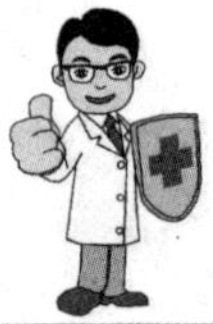

（1）上午8:00~11:00，这段时间我们可以进行写作、思考等事宜，将一天中最为艰巨的任务放到此时完成。

（2）上午11:00~12:00，这段时间人的头脑最清醒，可用来解决一些问题，或是做出复杂决策。

（3）12:00~14:00，会出现困乏，最好午休片刻。

（4）14:00~16:00，这段时间为一天之中情绪最佳的时间段，适合进行商业社会活动。

（5）16:00~17:00，此时思维开始活跃，可将一天之中最为重要的活动放到这个时候做，并且此时为长期记忆的最佳时间段。

（6）17:00~19:00，此时人体体温最高，可做些体育运动，利于夜间顺利入眠，提高睡眠质量。

（7）19:00~22:00，此时可讨论些较为严肃的话题，或者进行适宜学习。

（8）22:00~24:00，此时应当准备休息，进入深度睡眠状态，让各个脏器都能够放松下来。

4. 养生需“顺天时，合阴阳”

“养生”一词最早见于道教书籍《庄子》，又被叫摄生、保生、道生。我们从字面理解就是“养护身体”。中医养生之道确是博大精深，其中最根本的是天人合一，只有遵循这个基本原则，才能真正做到养生。

中医认为，“天地大人身，人身小天地”。意思是说，天和地构成的大环境就像一个大的人体，而每个人的身体又是一个小的天地。人的身体和自然天地是息息相关的。

人是自然界的组成部分，不能离开天地而独立存在。这一理念贯穿中国历史长河，在哲学、科学没有完全区分的阶段，天人合一成为各行各业遵循的原则。

“一阴一阳谓之道，阴阳失调谓之病。”天地自然有阴阳两面，阴阳和谐统一，才能生道。因此我们不能违背阴阳运行之道，要做到顺天时，合阴阳。

中医养生也是如此。《黄帝内经·素问》中说：“上古之人，知其道者，法于阴阳，和于术数，食饮有节，起居有常，不妄劳作，故能形与神俱，而尽终其天年，度百岁乃去。”意思是说，上古时代那些懂得宇宙大道，能效法天地阴阳，遵循自然界气数的变化与规律，饮食有节制，作息有规律，不胡乱作为与耗费，因此形体与精神协调的智者，都能尽享自然寿命，度过百年才离开人世。由此看来，循天人合一原则，才能明养生之道。

第一，要学会适应自然。《黄帝内经·素问·四时调神大论》提出“春夏养阳，秋冬养阴”的养生原则。春夏季阳长阴消，自然界阳气逐渐生发，人们应该补充营养、保护体内阳气。秋冬季阴长阳消，万物逐渐敛藏，人也应该顺势收藏体内阴气，并使精气内聚，从而滋养五脏六腑，抗病延年。

现在人们生活水平提高了，夏天吹着空调、吃着冷饮；冬天开着暖气，好一口热辣的火锅。身体的阴阳平衡逐渐被打破，不符合顺应四时的养生原则，是有损健康的。

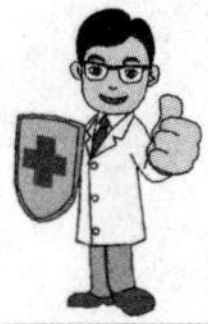

第二，要保养精气。精气是人生命的原动力，“正气存内，邪不可干”。精气源于先天，养于后天，保养精气要做到清心寡欲，节制食、色、名、利等欲望。生活中学会自我减压，调整生活与工作节奏，保证足够的睡眠，尽量做到11点之前睡觉，还要注意睡眠质量，防止健康透支。

第三，要调养情志。《黄帝内经》中说：“静则神藏，躁则神亡。”因此，养神之道贵在一个“静”字，做到摒除杂念，内无所蓄，外无所逐。当然，静以养神并不是要人无知无欲，无理想无抱负，也不是人为、过度地压抑思想或毫无精神寄托的闲散空虚，而是少思寡欲。

在生活中，保持豁达的处世态度，避免无原则的纠纷。眼为心灵之窗口，闭目养神有利于心静神凝，尤其人在精神紧张、情绪激动、身心疲劳的情况下，闭目养神片刻，往往能使人心平气和，精神内守。

第四，要强身健体。俗语云：“气血流畅，经络舒畅；阴阳平衡，祛病延年；坚持锻炼，必有大益；强身健体，防病未然。”太极拳、五禽戏、易筋经、体操等有动作的训练，能使心安定下来，对于养心、养神有很好的作用。

运动一定要与自己的身体和疾病情况相适应，同时要循序渐进，适可而止。建议每天晚上八九点选择性进行游泳、快走、慢跑、太极拳等有氧运动，强度以身体微汗、气短、肌肉酸痛为最佳。

第五，要调节饮食。《黄帝内经·素问》说：“高粱之变，足生大疔。”大都是指饮食过量或过于肥甘所造成的病变。暴饮暴食或长期过饱，胃肠负担过重，可造成消化道功能紊乱；过食肥甘，营养失去平衡，某些营养素过剩，在体内堆积并造成代谢紊乱，可产生高脂血症、高血压病、糖尿病、肥胖症等。

中医认为，饮食要不求全饱，但至八分；饱中有饥，饥中有饱。维生素、蛋白质、脂肪、糖等微量元素要基本顾及，做到营养均衡。还要做到不挑食、不偏食，口味清淡，少食油腻、辛辣、油炸等食物。

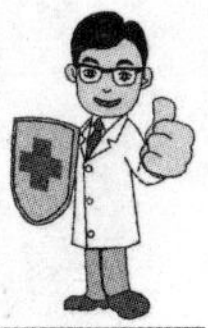

5. 我们的身体是可以调理的

过去的人吃糠咽菜，每天还要做繁重的体力活，一顿饭就能吃好几个馒头。虽然从早到晚都在做粗重的体力活，但是他们说话声音洪亮，精神十足。

现在的我们可以吃的食物种类很多，想怎么搭配就怎么搭配，想吃多少就吃多少，而且从事重体力劳动的人很少，坐办公室的居多。可是现在的年轻人却整天一副无精打采的模样，自身免疫力差，一换季就容易感冒发热。当然也有处在同样环境中却朝气蓬勃的年轻人，他们大多乐观、生活规律、不熬夜，而且每天有一定的运动量，一年到头都不怎么生病。这就说明，吃什么对我们身体的影响是次要，如果我们懂得调理自己的身体，即使吃得差点也仍然能保持健康。

其实对于现代人来说，首先面临的就是心理问题。现代人心气浮躁，尤其是年轻人，趋利之心太强，精神长期处在紧绷状态，造成“夜不能安眠”，第二天自然是一副疲惫之相，久而久之，势必会耗伤心血，威胁身体健康。保持平静的心理状态对身体健康而言有着至关重要的作用，可以选择空气清新的地方，调匀呼吸，眺望山林，精神自然可以得到放松，心态自然能变得平和。

饮食调理并不是说让我们多吃山珍海味，熊掌鹿茸，而是要合理饮食，注意多种食材的搭配。每天吃燕窝鱼翅，这样会不会对身体更好呢？在现代社会中，不是没有这样做的人，有的人天天吃补品，补出问题的也不在少数。其实所谓补品，补的是“虚”，所以补之前一定要知道自己哪里虚，这样才算是补对了，对身体才是有益的，否则不仅无益，反而可能会有害。

对于现代人来说，还有一个突出的问题就是睡眠。过去天一黑，大家就休息了，没有电视机、没有电灯。可是现在不一样了，唱歌、聚餐、看电视、打游戏、加班工作等都是伤身体的做法。肝开窍于目，如果过了子时还不睡可能会导致肝虚，出现视力模糊、迎风流泪甚至诱发肝胆疾病，这和现代人普遍出现的视力差也有一定的关系。

清代医家李渔曾说过：“养生之诀，当以居先。睡能还精，睡能养气，睡能健脾益胃，睡能坚骨强筋。”民间也有俗语：“药补不如食补，食补不如觉补。”养生要顺应自然规律，日出而作，日落而息。最好从晚上9:00以后就开始入睡，最晚也不能超过晚上10:30。

最后推荐一套按摩方法辅助调理身体，每天坚持练习有益于调理五脏六腑，对身体健康大有益处。

◉ 搓

选择舒适的姿势坐好，双脚分开与肩同宽，放松身体的同时双手手掌搓热之后，用力揉搓腰眼穴（第 4 腰椎脊突左右各 3.5 寸处），整个过程中调整呼吸，继而提升肾功能，揉搓范围尽量大些，对腰和尾骨都有不错的保健功效。重复上述操作 3 ~ 5 次之后，双手手掌沿着腰椎两旁上下用力搓，搓至长强穴（尾骨尖和肛门尖），向上搓到双臂后屈尽头，重复操作 36 次。

◉ 捏

腰部和腰部周围的经络揉搓之后就都被疏通了，并能感觉到发热，之后从命门穴（和肚脐眼平行，第 2 腰椎棘突下）以下，一直捏到尾椎，夹捏的过程中一定要集中精神，一捏一松，重复 3 ~ 4 次即可。

◉ 摩

命门穴到尾椎地方的肌肉夹捏后就会处在紧张状态，此时我们要做的就是将其放松。双手轻捏拳，拳眼朝上，用掌指关节突出处于两侧腰眼穴进行旋转按摩，先沿着顺时针的方向旋摩 18 圈，之后沿着逆时针的方向旋摩 18 圈，双侧同时进行后先后进行均可。

◉ 叩

双手轻轻握拳，拳眼朝下，同时双拳的掌面轻叩骶尾处，左右分别叩 36 次。

◉ 抓

双手反叉腰，拇指放到前方，其余四指自然落到腰上，用落到腰上的四指向外抓擦皮肤，双手同时操作，分别抓擦 36 次。

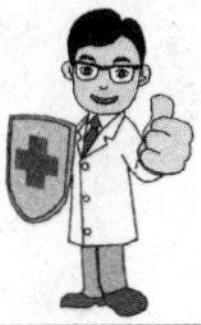

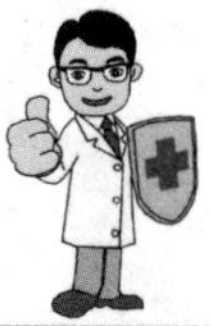

◉ **旋**

直立，双脚分开与肩同宽，双手叉腰，四指在前，拇指在后。双手用力前推，凸出腹部，身体向后仰；左手用力向右推，上身向左弯；双手向后推，臀部尽量向后坐，上身尽量向前弯曲；右手用力向左推，上身尽量向右弯。重复上述操作9次，之后逆时针旋转9次。

第二章

春主生发，养生从春天开始

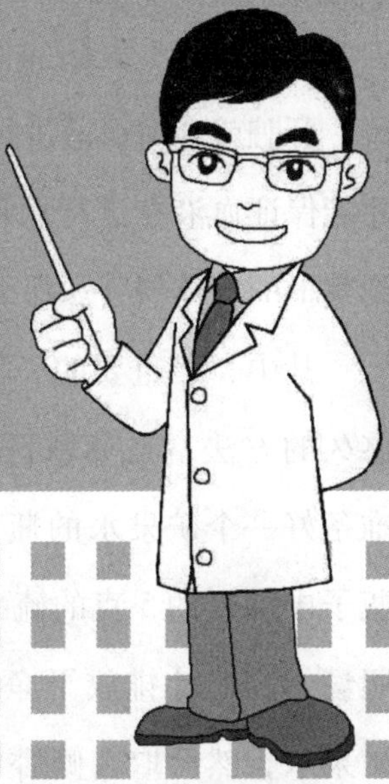

一、乍暖还寒，春季养生先保肝

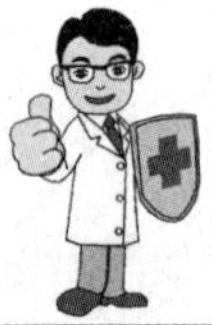

1. 肝解毒，日常养护很重要

肝脏是我们的身体中最重要的一个代谢器官。它是一个能够将血液中的有毒物质进行过滤的器官。在我们的生活中，不健康的饮食会导致肝细胞发生有毒物质淤积的现象。在相关的研究调查中已经证实，中年人有一半甚至一半以上的肝细胞会出现堵塞的现象，这对人体的伤害是很大的。

尤其是流经大肠的血液，会带有相应的毒素流经肝脏，这个时候，肝脏就会对血液进行进一步的净化。只有将我们的肝脏保护好，才能保证血液在进行循环的时候得到彻底净化，使干净的血液循环到其他的身体器官。那么，对肝脏进行排毒的方法有哪些呢?

其中，最重要的一种方法是“久巴日”。这种方法是一种历史悠久的方法，是苏联医院广泛使用的一种清除肝脏毒素的方法。准备好一个矿泉水的瓶子，并且打开瓶盖，使气体溢出。然后在瓶子中加入约 5 克的硫酸镁或山梨醇，这两种物质能够帮助人体将胆囊中的胆汁排放干净。早上空腹喝一瓶带有硫酸镁或山梨醇的矿泉水，然后取右侧卧的姿势卧床休息。同时，将一个热水袋放在肝部。保持二十分钟的时间之后，再重复一次。在这段时间内，如果有排泄的需要，去排泄就可以了。当然，还可使用药物进行肝脏的排毒。

很多人认为，肝病患者在治疗期间应该进补，实际上这是种错误的做法。在进行肝病治疗的时候，最重要的是进行排毒，如果此时大肆进补，会增加肝脏排毒的负担。使用药物对身体进行调理，就能够避免有毒物质经过肝脏部位进入到其他的身体器官。但是，在这段时间里，一定要保证自己的大便能够顺利排出，排便是主要的排毒过程，能防止毒素继续在人体内循环，危害自身健康。

除了上面的方法之外，胡萝卜、大蒜、葡萄、无花果等食物对于肝脏都是有排毒功效的。胡萝卜中，含有一种能够帮助人体排出汞毒的物质，使血液中汞元素的含量降低。除此之外，胡萝卜还能够帮助人体加快血液循环，加快胃肠的蠕动，从而改善消化系统，将肝脏毒素排出体外。大蒜含有一种物质，能够增强血液的流动速度，将肝细胞中的有毒物质排出。无花果含有多种酶，这些酶类具有一定的解毒功效，可以分解肝细胞的毒素，从而使肝脏中的毒素降低。

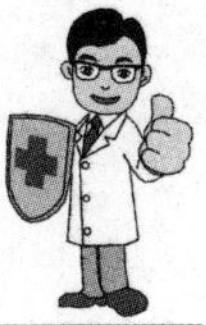

2. 养肝，青色食物为上策

想要解决春天肝火旺盛的问题，不妨通过食疗的方法。大家知道，青色是入肝脏的，要想滋肝去火，必然少不了青色的食物。比如香椿、马兰头、荠菜、春笋、蒲公英等，这些食物都能够起到养肝护肝的功效。用蒲公英做出来的菜肴不仅味道可口，而且还具有非常强的去火效果。

蒲公英炒猪肝

【原料】蒲公英、猪肝各 250 克，料酒、盐、味精、酱油、葱、植物油各适量。

【做法】

①把猪肝反复清洗干净，去掉里面的血水，切成薄片；

②将蒲公英洗干净，用开水焯一下，捞出来再洗干净，沥干水分，切成段；

③葱洗净，切成葱花；

④把锅烧热，放入适量的植物油，等到油热达到八成时放入猪肝片爆炒；

⑤放入料酒、酱油，等到快炒熟时放入蒲公英、味精、葱花、盐调味即可。

【功效】平肝养肝，清热解毒。

蒲公英性寒，入肝经之后可以起到两方面的作用：第一是滋补肝阴，补充肝血，疏理肝气，可以有效改善气血不足、肝气郁结的状态；另外一个作用就是清理肝火。

除此之外，动物肝脏也是养肝护肝的好帮手。春季养肝不妨适当吃点儿动物肝脏，比如鸡肝、鸭肝、鹅肝、猪肝等。值得注意的是，食用这些肝脏之前一定要将肝脏内的血水彻底清洗干净。

除了通过饮食进行调理之外，我们还应该注意情绪的调节，让自己每天都有一个好心情，这也是身体健康、精力充沛的必要条件。

肝脏最忌怒，保持平和的情绪，尽量不要出现剧烈的情绪波动，这样对于肝脏的养护很有帮助。让情绪平和的最好方法就是经常外出活动，散散心，这样不仅可以让心情舒畅，而且还能够借助户外的阳气达到以阳补阳的目的。

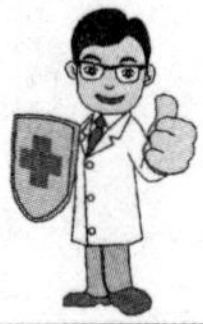

3. 脂肪肝，喝茶可缓解

随着人们生活水平的提高，越来越多的人患上了脂肪肝，它已经成为现代人的健康“杀手”。古人讲究“日出而作，日落而息”，熬夜对身体的伤害很大。尤其是子时熬夜，对胆和阳气的损伤是非常大的；熬夜到凌晨 1～3 点，即丑时，肝经当令，就会伤及肝脏。所以，肝脏受损和熬夜是有一定关系的，包括脂肪肝的发生。

很多人在脂肪肝最初发病时很难有自觉症状，只是在偶然的体检中或到医院检查才得知自己患上了脂肪肝。脂肪肝的危害非常大，会导致脂肪代谢异常，表现出血液甘油三酯或胆固醇上升，形成高脂血症，患上脂肪肝后会伴随着血脂异常；高脂血症会导致血液黏稠，运行不畅，脂质沉积在血管壁，导致血管弹性下降，诱发高血压；过多油脂沉积于血管壁，易诱发血管壁硬化，诱发动脉粥样硬化；油脂堵塞血管，会使得血管腔越来越狭窄，导致心肌供血不足、脑缺氧，诱发心脏病、脑卒中等。

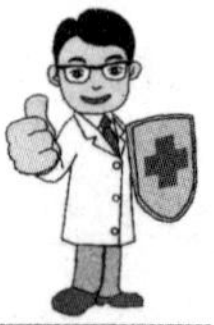

脂肪肝患者的肝脏内有过多油脂时，肝细胞逐渐被撑大，等到肝细胞被撑破时，肝细胞内脂肪流出，导致肝脏细胞脂肪浸润。破损肝细胞得不到及时修复，就会诱发肝细胞炎症，发生脂肪性肝炎。肝细胞破裂之后，过多死亡组织得不到及时的清理，聚集于肝脏内，身体会尽量修复受损肝细胞，使得肝细胞合成原料不足，身体只好采用身体中相对较多的原料修复，久而久之形成肝纤维化。纤维化程度变大，肝脏变硬，逐渐发展成肝硬化，甚至肝癌。可见，忽视脂肪肝的潜在风险是非常不利于健康的。

中医认为，脂肪肝的发生主要为过食肥甘厚味、饮酒过多、劳逸失度、情志郁结、病后失调等，导致肝失疏泄、脾失健运、肾精亏损，湿邪、痰浊、瘀血等。

除了对症用药，生活调养还是必需的，脂肪肝患者应当从饮食、运动等方面辅助治疾病。首先，要找出病因，究竟是因为饮酒过量还是营养过剩导致的脂肪肝？找出原因后从源头上加以控制。如果是因为营养过剩导致的脂肪肝，应当注意调整饮食结构，限制脂肪类食物的摄入，做到高蛋白、高纤维、低糖、低脂肪，配合适当的运动，以促进体内脂肪的消耗。

脂肪肝患者还可以通过喝茶来辅助缓解病情，茶中含有茶多酚、B 族维生素，可以促进机体新陈代谢，还有降脂、减肥、疏肝健脾等作用。

◉ 乌龙茶

乌龙茶是半发酵茶，能燃烧体内脂肪，每天饭前、饭后喝上一杯乌龙茶，能促进体内脂肪的分解，降低脂肪的身体吸收率，防止由于脂肪摄入过多而诱发肥胖。

◉ **黑茶**

黑茶有一定的治疗脂肪肝的作用，黑茶可以抑制腹部脂肪的增加，经常喝黑茶可以抑制小腹脂肪堆积，进而减肥降脂。

◉ **红茶**

红茶中含多种营养物质和活性物质，经常饮用有减肥降脂的作用。

◉ **杜仲茶**

坚持喝杜仲茶能减肥降脂，因为杜仲里面的有效成分可以促进机体新陈代谢，加速热量消耗，进而减轻体重，预防衰老、强身健体。

◉ **荷叶茶**

荷叶茶是古代的减肥秘方，是一种传统的茶，荷花的花、叶、果实都能泡茶，可以让人神清气爽、改善面色，并有减肥功效。

◉ **山楂茶**

山楂茶，可以直接煎汁代替茶饮服或是用山楂配绿茶、山楂配蜂蜜适量饮用，均能改善脂肪肝，特别是脂肪肝伴有高脂血症的患者。

◉ **枸杞子茶**

枸杞子是常见的养肝之品，可食可药，每天取 10 粒枸杞子放入干净的杯子内冲泡，代替茶来饮用，护肝补肾、养血明目、防老抗衰，能辅助治疗脂肪肝。

有改善脂肪肝作用的茶饮还有很多，患者可以根据个人口味、针对证型进行选择饮用，可加速脂肪肝的痊愈。

虽然喝茶能在一定程度上防治脂肪肝，但喝茶还是有很多讲究的，主要注意以下几方面。

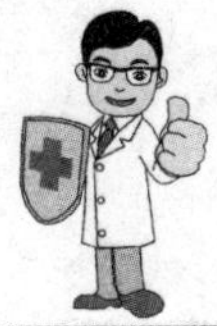

（1）不宜空腹喝茶，防止伤及脾胃。

（2）饭前、饭后 1 小时内不宜喝茶，以免冲淡胃液，影响正常的消化吸收。

（3）睡前 3 小时内不宜喝茶，否则会变得兴奋，易诱发失眠。

（4）服药前后不宜喝茶，因为茶可以“解”药性，会影响药效。

（5）营养不良者不宜饮茶，因为茶叶能分解脂肪，加重营养不良的症状。

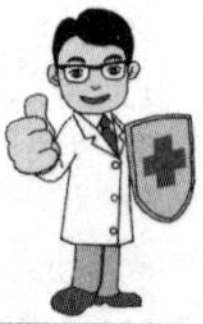

4. 两个穴位，让肝从此不血虚

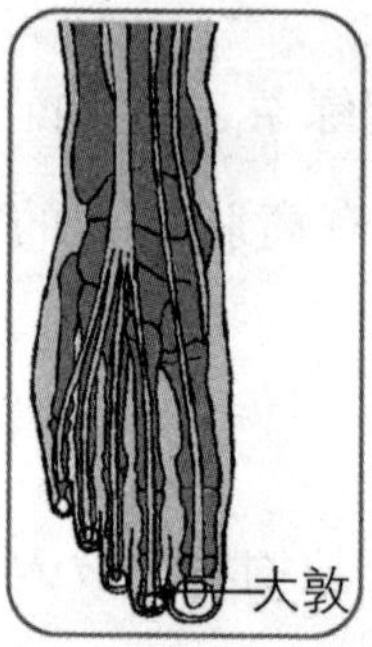

大敦穴为肝经上的第一个穴位，取穴的时候，可采取正坐或仰卧姿势，大敦穴位于大踇趾（第二趾一侧）甲根边缘 2 毫米处。大敦穴也是肝经之井穴，即为经气汇聚之处。大敦穴能够治疗目眩、腹痛、肌肋痛、冷感症。此外，该穴也被称作镇静、恢复神智之要穴。

大敦穴是木经木穴，有疏肝理气之功，能够治疗气郁不舒导致的妇科疾病，如闭经、痛经、崩漏等；并且还能够治疗阳痿、尿频、尿失禁等症。

我们在生闷气、心情不畅之时可用大拇指按摩大敦穴，此时按摩能够感到酸、胀、痛。每次按摩3～5 分钟，先左后右。艾灸此穴效果会更好。并且，用指甲轻掐此穴还能够通便藏血，因此，肝经上的大敦穴可治疗出血症，其主要表现为下焦出血，如崩漏、月经过多等。用大敦穴治病的时候，常用方法为艾灸，艾炷灸 3～5 壮，艾灸 5～10 分钟。

此外，大敦穴还具有非常好的养生保健功效。很多 30～40 岁的中年人有过这样的经历，一天到晚忙着工作，身心疲惫，躺在床上不能入睡，清晨起床的时候神志不清，身体疲倦，没有精神。出现上述状况，可以尝试着按摩大敦穴，能够治疗昏睡，让人顿觉神清气爽。

按压的时间为 7～8 秒，之后慢慢吐气，每天睡前重复 10 次左右，第二天起床的时候就能够看到效果，如果清晨起的比较晚，也可以在床上按压此穴。此外，大敦穴还有很多养生保健之功，如治疗疝气、火气旺盛等。

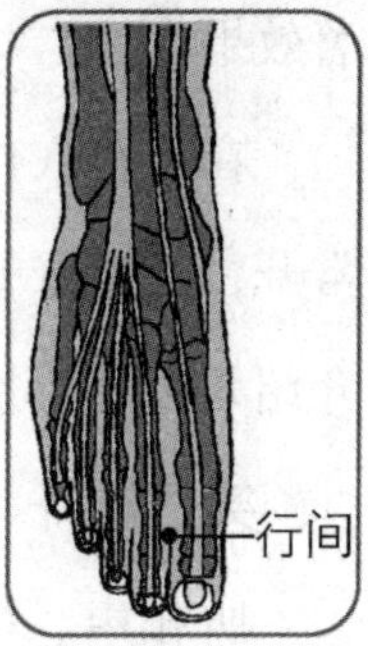

行间穴位于足背侧，第一、二趾间，趾蹼缘后方赤白肉际处。《黄帝内经》中提到，“肝出于大墩……溜于行间，行间，足大指间也，为荥”。从这里我们也能看出行间穴的具体位置。

行间穴属于火穴，肝属木，木生火，若肝火太旺，应当先泻心火。行间穴为泻心火的穴位。如果你常常两肋胀痛、口苦，即为肝火旺盛；牙痛、腮帮子肿、口腔溃疡、鼻出血，特别是舌尖出泡，多为心火旺盛所致，此时火已不在肝上，按揉行间穴就能够祛火，掐此穴对于眼睛胀痛的效果也是非常显著的。

《类经·图翼》上说，“泻行间火而热自清，木气自下”。此外，按摩该穴还能够治疗心烦燥热、咳嗽失眠。由于肝经环绕着阴器，因此，行间穴还可以治疗生殖器热症，如小便热痛、阴囊湿疹、阴部瘙痒等。痛风引发的膝踝肿痛点掐行间穴也有非常不错的止痛效果。

此外，行间穴配合睛明穴来按摩，能够治疗青光眼、降压眼；同太冲穴、合谷穴、风池穴、百会穴一同按摩能够治疗肝火上炎、头痛、晕眩；同中脘穴、肝俞穴、胃俞穴一同按摩能够治疗肝气犯胃引发的胃痛；同中府穴、孔最穴一同按摩能够治疗肝火犯肺导致的干咳、咯血。

可以用大拇指点按行间穴，或是用艾炷灸 3 ~ 5 壮；或者用艾条艾灸 5 ~ 10 分钟。按压行间穴的时候有强痛，每天按压上述穴位两次，每次按压 30 下即可。肝硬化、脂肪肝、酒精肝患者可以用艾灸条灸 20 次，坚持艾灸一段时间后，结合规律的饮食起居即可看到显著效果。

在进行穴位按摩的同时，还应当懂得进行自我调节，每天笑口常开，心情舒畅，同时配合穴位的按摩，才能够更好地养肝。下面介绍几种让心情舒畅的方法。

◉ 笑口常开

听相声、小品，或是看看漫画书，多让自己笑笑，心情就会变得愉悦，压力也会随之减小。

◉ 吃香蕉

每天吃上一根香蕉，有助于保持好心情，还能够预防便秘。长时间加班会影响人体的内分泌，进而出现便秘，而吃香蕉正是个一举两得的好方法。

◉ 认真工作

当你觉得不顺心的时候，不如将所有的注意力都集中在工作上，人在专注于一件事的时候，很容易将事情做好，而将烦心事抛之脑后，这样一来，不但本职工作做好了，原来让你生气、抱怨的事情也忘得差不多了。

肝胆的毒素处理干净之后，通道就会变得畅通，体态也可变得轻巧。因此，解肝胆之毒即为减肥的最佳方法。这两个器官恢复健康后，人体就能够远离疾病。平时适当增加运动量，如上下班尽量步行，用爬楼梯代替坐电梯等，也是间接为肝胆排毒。

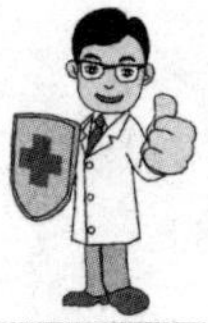

5. 养肝，不能乱发脾气

《黄帝内经》中也提到：“大怒则形气绝，而血菀于上，使人薄厥。”从这里我们也能看出，“怒伤肝”发怒好比毒药一般伤害着我们的身体。

人在发怒的时候，肝气会上逆，血液会随之上溢，因此伤肝。肝气上逆，即我们平时所说的生气，气发不出来就会蕴怒，而怒势必伤肝。

在我们的五脏之中，肝为将军之官，武将之首，主怒，因此，怒首先伤到的就是肝。肝为将军之官，负责守护身体，任何不属于人体的外来敌人，肝脏都会立刻对付它，因此，人体出现的很多状况都要通过肝脏来解决，这样一来，肝脏就更易受伤害。

肝气用得多，耗伤肝血就会影响视力，所以，肝开窍于目，目得血而能视，肝经在丑时功能最强。这就是为什么有的人喜欢夜间工作、学习、思考，认为夜间的工作效率更高。

《黄帝内经》之中有云，“怒则气上”。意思就是说，生气的时候气机会向上，从气机升降运行的角度上说，是由于肝主调畅气机，肝气调达舒畅，气血才能柔和，若怒气上升，气机就会逆行，血液便会涌上来，肝经便会跟着受连累，两肋疼痛，胀闷。

症状较轻的患者会表现出头昏，重者会昏扑。人在发怒的时候，会面红耳赤，主要是气血上涌所致，气血上涌严重的时候，头发甚至会竖起来，因此才有“怒发冲冠”这个成语。

心脑血管疾病患者，一定不要随意发怒，因为发怒时，气血会立即上冲，容易引发严重后果。

肝主藏血，发怒时会直接影响肾脏，肝血、气血向上冲，此时很容易诱发脑出血。肝失疏泄，肝气就会在体内失去控制，到处乱撞；肝气横逆易犯脾，脾失运化，我们就会觉得腹胀；横逆犯胃，会引发呃逆、食欲下降，甚至会引发吐血等。《三国演义》中周瑜吐血身亡实际上就是怒伤肝引发的气血损伤，因此，想保护肝脏，应当尽量少生气。

可人有七情六欲，怎么可能做到不生气呢？既然不生气很难，那我们应当尽力将心里的“火气”发出来，否则“火”窝在心里，比发脾气更伤肝。因此，别人冲着你发脾气的时候，千万不要往心里去，尽量将火气发泄出去，这样肝脏也就能够避免受害了。

我们的身体有一定的调节功能，通常情况下，身体自己就能排解各种不适。

当然了，能不生气最好还是不生气。古代的很多养生家都提倡制怒。下面介绍几种行之有效的制怒方法。

◉ 转移目标法

愤怒的时候，应当采用积极的方法转移注意力，火气上来时，应当迅速离开让你生气的地方，之后按摩头部或太阳穴 10 秒钟左右，能够帮助人体减少怒气，缓解肌肉紧张。也可用冷水洗脸，降低皮肤温度，以消除怒气。还可从腹部发出声音唱歌或朗诵，喝杯热茶或热咖啡，同朋友一起聊天、逛街、散步等，情绪就会慢慢稳定下来。

◉ 理智战胜情感

情绪激动、发怒的时候，最好能“叫”出自己的理智，不断地提醒自己“不要生气”“不要生气”“不要生气”……再坚持一分钟，这样一来，火气基本就消了。

◉ 时间推迟法

怒气主要源于外界刺激，可能当时只是对别人的一个眼神、一句讽刺的言语，或是一个误解觉得非常愤怒，但是，一个小时、一个星期或是一个月之后再去回忆这件事，就会觉得自己当时完全没有必要生这个气。

6. 戒酒，为肝脏排毒

“酒精肝”指的是因长期酗酒对肝脏造成损伤而导致的一些肝

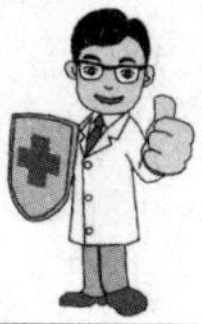

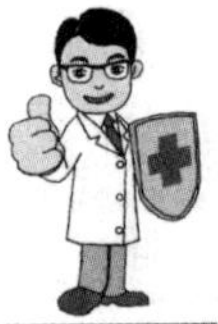

部疾病。如酒精性脂肪肝、酒精性肝炎、酒精性肝硬化。此病属中医酒疸、积聚、胁痛等病的范畴。国外有这样的报告：平均每天的饮酒量达到80克的人，持续2年就会诱发肝损害。平均每天的饮酒量在160克以上的人，并且持续5年嗜酒，90%会出现各种损害，按此饮酒量10年以上的人，34%会出现慢性肝炎，25%会出现肝硬变。酒精性肝硬变占各种肝硬变病因的54%～84%。

酒精进入人体之后，90%会在肝脏中被分解，但是过量的酒精会对肝脏产生直接损害。通常情况下，50～70克的酒精会引发急性中毒，250～500克会致死。当然了，不同的人对酒精的耐受程度不同。

对酒精引发的并发症的敏感程度和遗传、性别有关，实验表明，年龄越大，酒精的代谢速度会随之降低。

每种酒所含的酒精量都是不同的，酒精进入人体之后，10%会通过胃肠排出，而90%会通过肝脏代谢，酒精的主要成分为乙醇，乙醇进入肝脏后会氧化为乙醛。乙醇、乙醛都可直接刺激、损害肝细胞，让肝细胞出现脂肪变性、甚至坏死。

酒精性肝病的发生和饮酒量、饮酒年限、性别、遗传、营养、乙型和丙型肝炎病毒感染等有关。

女性对酒精的敏感程度要比男性高些，因为女性的体型相对小些，体内脂肪含量高，饮用的酒量相同，其血液中的酒精浓度也会比男性高，且女性体内的乙醇脱氢酶比男性低，所以比男性更易出现酒精性肝病。即使停酒，女性也可能从酒精性肝炎转变成肝硬化。

7. 春季保肝谨记排毒时间

四季之中，春天属木，而人体的五脏之中肝也是木性，因而春气通肝。肝脏的主要功能是排毒，而春季容易上火伤肝，我们一定要谨记肝脏的排毒时间。

◉7：00～9：00 清晨起来首先就要清肝

这两个小时，正好是我们每天起床到上班之前的时间段，在这期间，有可能会遇到以下几种物品会对你的肝脏造成伤害。

口红：化妆品也会伤肝

虽然化妆品的成分不会直接经口食入，但是其成分会经过皮肤吸收，通过血液循环进入肝脏进行分解。有毒物质在肝脏里累积得越来越多，肝脏负荷过大，就会导致使用者出现药物性肝炎。铵还会导致肝硬化，甚至是神经系统慢性重金属中毒，使人体抵抗力变差，处于亚健康状态。

卫生纸：大便通畅是护肝第一步

由于一切在胃肠道内消化吸收的食物，都要经过门静脉运送至肝脏加工，很多食物和药品在肠内腐败、发酵会产生有毒物质。便秘会迫使肝脏负担加重，所以保障排便通畅是为肝脏排毒的首要任务，只有把毒性物质及时从体内排出才能减轻肝脏负担。

◉9：00～18：00 工作时间不要给肝脏增加负担

这 9 个小时，是我们每天工作和午休的时间，在这段时间里，也是有很多东西和肝脏排毒有关的。

零食：给肝脏增加负担

很多上班族都喜欢吃薯片、糖果、饼干，不规律的饮食习惯及

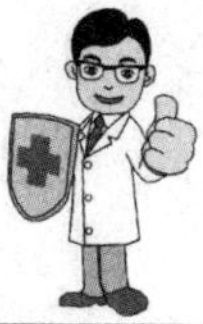

营养摄入过多，都会扰乱正常的代谢，不仅增加了肝脏的负担，而且还为脂肪肝的发生提供了物质基础。除此之外，过量的油炸食物及咖啡因的摄取也会对肝脏细胞造成刺激，增加肝脏的负担，加重对肝脏的伤害。

香烟：不要把压力转给肝脏

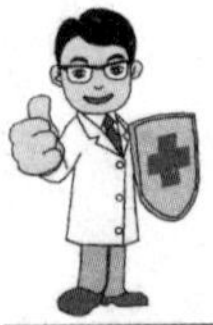

我们一说到香烟，大家首先想到的是它对肺的伤害，其实尼古丁还会对肝脏造成损伤。吸烟时大量吸入的一氧化碳会妨碍血红蛋白与氧的结合，造成机体缺氧，造成对肝脏的损害。而且，吸烟还大大降低了人体免疫反应，增加感染各种疾病的可能。

电脑：保护眼睛就是保护肝脏

中医认为，“肝开窍于目”，护肝首先就要从爱护眼睛开始，因为眼睛过分疲劳也会影响到肝脏，所以不要长时间地坐在电脑前，注意缩短用眼时间。

二、阳春三月，补好身体更健康

1. 平肝清热茶，解燥又去火

人上了年纪之后，脏腑器官就会发生退化，味觉也是如此，这就是为什么很多老年人总是觉得嘴里没味儿，吃东西的时候口味偏重，喜食辛辣之品的原因，而辛辣等口味偏重的食物易导致肝火旺。

古籍《慈禧光绪医方选议》中记载着一个“秘方”——“平肝清热茶”，其组方为：川芎、龙胆草、醋柴胡各1.8克，甘菊花、生地黄各3克，一同放入锅中，倒入适量清水煎汁或直接放到开水中冲泡，代茶饮用，每天服1~2剂，即可清除肝火，解热除烦。这个方剂深受慈禧太后喜爱，据说她每天都会喝上一杯“平肝清热茶”护肝养生。

从中医的角度上说，肝主疏泄，其性升发，喜条达恶抑郁，老年人常常会肝火旺盛，进而表现出急躁易怒、口苦口干、头晕耳鸣、失眠多梦、胁部疼痛等。泡一杯“平肝清热茶”，不仅能平肝火、清肝热，还能保护肝脏健康，让人体处于健康、平衡状态。

《黄帝内经》中有云，“寒者热之，热者寒之”。对于爱上火的老年朋友来说，还要适当摄入寒凉之品，比如绿茶，也可以吃些西瓜、苦瓜等，夏季可以多喝一些绿豆汤。

上火时急躁易怒、口苦口干、头晕耳鸣、失眠多梦，而且到了夏季症状会更严重，上火的时候不妨听听舒缓的音乐，为自己泡上一杯“平肝清热茶”，可以在很大程度上为自己“降火”。

当然，“平肝清热茶”也不是万能的，日常饮食必须注意才行。尽量避免吃辛辣食物，多吃些清淡食物，懂得给自己减压，想发脾气时努力克制一下自己的情绪，这样火气自然会消失。

能清肝泻火的食物，有西红柿、绿豆、绿豆芽、芹菜、白菜、油菜等。除此之外，还可适当吃些苦味食物来清肝火，如苦瓜、马兰头等，还要注意戒烟限酒，忌食肥甘辛辣之品。

每天配合适量的运动，根据自身肝功能的情况控制运动量，最开始可以选择慢跑等运动，适当的运动不仅有益于肝脏健康，还能增强抵抗力，健康身心。

降肝火的过程中一定要注意疏理肝气，从中医的角度上说，发怒、苦闷、抑郁、伤心等情绪会伤肝，我们平时所说的“气饱了”，实际上就是肝火旺盛影响脾胃功能的表现，应当培养乐观、开朗、宽容、放松的心态，保持愉快的心情，如此即可预防肝火旺盛。

2. 春养阳气，菠菜来帮忙

菠菜是一年生草本植物，地生，柔韧多汁。其主根发达，味甜可食，属耐寒蔬菜。

菠菜性凉，味甘，入大肠经、胃经，因此视其为润肠通便、清热祛火之佳肴。便秘、痔疮患者都可以多吃菠菜，能够在一定程度上防治舌炎、唇炎、口角溃疡、皮炎等。

此外，菠菜还有补气血之功。《本草纲目》中说其可，“通血脉，开胸膈，下气调中，止渴润燥，根尤良”。意思就是说，菠菜有活血行气之功，同时可以制火润燥，菠菜根的功效更佳。那菠菜的养肝之功又是从哪里看出来的呢?

肝容易出现燥症，经常会肝血不足、肝火过盛。而菠菜性凉，可润燥，因此，能够清除肝脏中的邪火，滋养阴血。此外，肝气太盛会导致郁结，和菠菜的下气之功刚好对应。虽然一年四季都能看到菠菜，可是春季的菠菜营养价值最高。因为春季时肝火最为旺盛，急需滋阴养肝。五色之中，肝对应绿色，即绿色食物最为养肝。总结起来就是，菠菜可生血、行气、润燥、养肝，因此，春季时多吃绿色蔬菜，不但能够控制住自己的暴躁脾气，还可改善由于肝血虚出现的面色发白、皮肤干燥、视力下降等，以及由于肝火过盛引发的口干舌燥、双目发红、痤疮、便秘等。

菠菜还有生血之功，同时富含铁元素，因此常吃菠菜能够治疗缺铁性贫血、维生素C缺乏症、便血等。菠菜中富含微量元素，可以促进人体新陈代谢、促进身体健康。

下面就为大家介绍几种养肝的菠菜食谱。

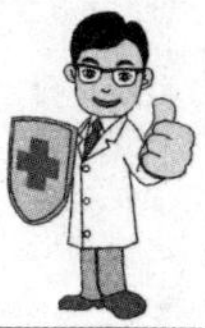

芝麻菠菜

【原料】菠菜300克，芝麻5克，枸杞子、盐、糖、芝麻油各适量。

【做法】

①将菠菜择洗干净，放入加了少许盐的沸水中烫熟，捞出，放到冷水中过凉，挤出水分，放到大碗中；

②芝麻放到锅中，开小火煸炒至金黄色，晾凉，备用，枸杞子放到温水中浸泡一会儿后冲洗干净；

③菠菜抖散，调入适量盐、糖、芝麻油、枸杞子、芝麻，搅拌均匀即可。

【功效】养肝明目，益智健脑。

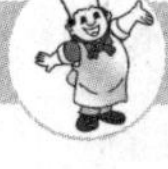

羊肝菠菜

【原料】菠菜、羊肝各250克，油、酱油、料酒、醋、盐、味精各适量。

【做法】

①将羊肝清洗干净后切成片，菠菜去根后清洗干净；

②将锅置于火上，倒入适量清水，水沸后，放入羊肝片、菠菜焯熟，捞出，沥干水分，羊肝片、菠菜分别放到盘子里；

③取一干净的锅置于火上，倒入适量油，油热后，放入羊肝片，滑炒至变色，调入适量酱油、料酒、醋、盐翻炒至熟，倒入菠菜，调入适量味精即可。

【功效】补血、补肝、明目。

肝尖菠菜汤

【原料】猪肝、菠菜各 150 克，枸杞子、火腿、胡椒、芝麻油、盐、姜片、料酒、白醋各适量。

【做法】

①将猪肝去筋切片，放到盐水中搓洗 3 次，搓一次冲洗一次，直到猪肝上无杂质即可，最后洗的时候在水中倒入适量白醋；

②将锅置于火上，倒入适量清水，放入姜片，水沸后放入猪肝片焯水，再次沸腾时放入料酒，煮一会儿捞出，清洗干净；

③菠菜放到沸水中焯一下，捞出，火腿切成片；

④将锅置于火上，倒入适量清水，放入姜片，猪肝煮沸，调入适量盐、胡椒，将菠菜、火腿片、枸杞子放入锅中，再次沸腾同调入芝麻油即可。

【功效】适合气血虚弱、面色萎黄，缺铁性贫血的患者食用，能够辅助治疗肝血不足引发的视物模糊、夜盲、眼干等。

3. 常吃栗子，养肝护脾胃

栗子，又名板栗、毛栗，性温，味甘，自古以来被称之为滋补佳品。《札记》里面有这样的记载：“子事父母……妇事舅姑……枣、栗、饴、蜜以甘之。”意思就是说，子女孝敬父母、媳妇孝敬公婆都要端出甘甜的枣、栗子。由此我们也能看出，在古代，栗子、枣是非常珍贵的食物。

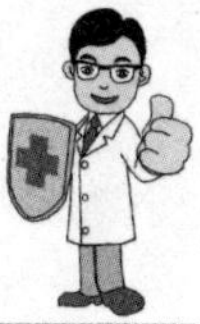

栗子入脾、胃、肾三经，它的药效也是针对这三个脏腑的。《食物本草》中提到，栗子“主益气，厚胃肠”，由此我们也能看出栗子的补养脾胃之功。对于脾胃虚弱引发的呕吐、腹泻等症都有非常不错的效果。不过提醒大家注意，栗子吃得太多易诱发消化不良，因此，一次不能吃太多，咀嚼的过程要慢，下咽的速度也要慢，否则会伤及脾胃，诱发腹痛、腹胀等症。

《滇南本草》中说，栗子“生吃止吐血、衄血、便血，一切血症俱可用”。因此，它可治疗外伤骨折、瘀血肿痛、皮肤生疮、筋骨疼痛等症。由于它具有活血、益气之功，还可预防高血压、血管动脉硬化。

众多医学典籍之中都提到了栗子的补肾之功，如《千金要方》中提到，栗子为“肾之果”“肾病宜食之”。肾对应的是冬季，冬季主藏，刚好符合肾藏精之特性。

此外，五色之中，肾与黑色相对应，这里的黑色指的是一切深色食物，栗子包含其中。因为肾虚而出现腰酸腿痛、夜尿增多、月经不调的人，可通过食用栗子缓解症状。肾主骨，因此，多吃栗子可维持牙齿、骨骼功能正常，预防骨质疏松、筋骨疼痛等，还可延缓衰老。

一般来说，女性比男性更喜欢吃甜食，所以吃起香甜的栗子时常常会顾虑它会不会诱发肥胖。因为栗子中糖含量丰富，栗子在古代被当作充饥食物，而并非零食，糖尿病、肥胖患者不宜多食。

下面就介绍几种栗子的烹饪方法。

栗子炖猪肉

【原料】栗子 300 克，猪肉 500 克，蒜、姜、糖、葱、植物油、盐各适量。

【做法】

①将猪肉放到沸水锅中煮 15 分钟，捞出，清洗干净后切成厚片，姜清洗干净后切成片，蒜切成片，葱清洗干净后切成段；

②将锅置于火上，倒入适量植物油，油热后，放入猪肉片、蒜片、姜片爆香，调入适量调味料，加入栗子，水沸后，开慢火焖熟，调入适量糖搅拌均匀，继续焖一会儿，放入葱段，搅拌均匀即可。

【功效】补肾强筋，健脾益气。

山药栗子粥

【原料】糯米、大米各 50 克，山药 20 克，栗子 50 克，枸杞子 5 克，大枣 3 枚。

【做法】

①山药去皮后切成段，大枣清洗干净，糯米、糯米分别淘洗干净，枸杞子清洗干净，栗子去皮；

②将锅置于火上，倒入适量清水，放入糯米、大米、山药、大枣，盖好锅盖，打开电源熬粥；

③粥熬40分钟左右时，放入栗子和枸杞子，继续煮10分钟左右即可。

【功效】健脾补肾。

栗子鸡煲

【原料】栗子250克，鸡腿500克，蒜头、生姜、葱段、生粉、粟米油、老抽、生抽、胡椒粉、鸡粉、白砂糖、食盐、芝麻油各适量。

【做法】

①栗子去壳，鸡腿去皮后清洗干净，放入汤碗中，倒入适量老抽、生抽、鸡粉、胡椒粉、白砂糖、食盐，用筷子搅拌均匀，倒入适量芝麻油，调入适量生粉，搅拌均匀后腌半小时左右；

②将锅置于火上，倒入适量清水，水沸后，放入栗子，盖好锅盖，煮10分钟左右，倒掉锅里的水，栗子趁热去衣，蒜头去衣，生姜去皮后切成丝；

③将锅置于火上，烧热，倒入适量粟米油，放入蒜头、姜丝爆香，倒入腌好的鸡块，在腌鸡块的汤碗里面倒入适量清水，摇匀；

④鸡块烹至五分熟的时候放入栗子，倒入汤碗里的水，盖上盖，焖10分钟左右，在这段时间内翻炒几次，让鸡块上好色，收汁，放入葱段即可。

【功效】养胃健脾，补肾强筋，活血止血。

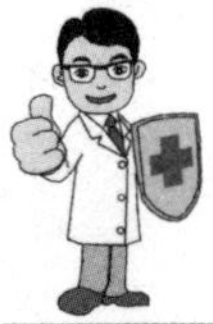

4. 常吃绿豆，肝脏安康百病休

绿豆，味甘，性凉，入心经和胃经，热性体质或者上火的人多吃绿豆可以清热败火，而一般人食用则可以滋补脾胃。特别是到了夏天，绿豆更是清热解暑的好帮手。不仅如此，绿豆还具有利水消肿和清热解毒的功效，可以用来治疗水肿腹胀、疮疡肿毒、食物中毒等，还能够滋润皮肤，特别是具有消痘润肺的功效。

在《本草纲目》中把绿豆称为是“济世之良谷”，把绿豆上升到“济世”的高度，可见绿豆的地位是很高的。

《本草汇言》里记载绿豆能“清暑热，静烦热，润燥热，解毒热”，这句话就把绿豆的清热功效概括得更加广泛和全面了。“暑热”通常只代表夏天，其实食用绿豆是不分季节的。

“润燥热”中“燥热”是什么意思呢？从中医学角度来说，燥热就是身体内有燥火，比如目赤肿痛、牙龈咽喉痛、耳鸣或鼻出血等，这些情况都是因为燥热伤害了身体内的津液，出现的情况。

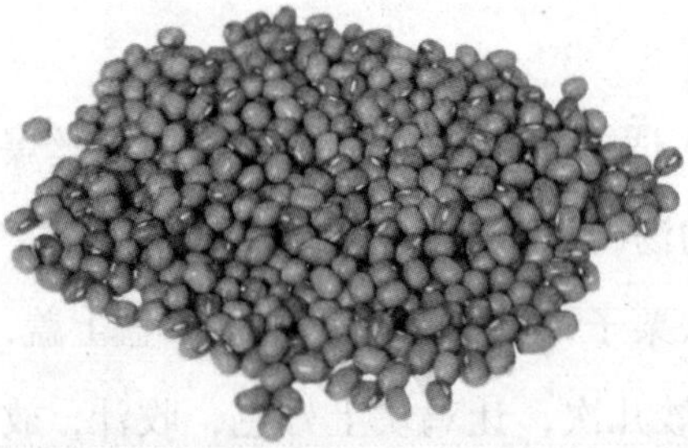

绿豆还具有“厚胃肠”的作用。中医上，把有补益胃肠或使胃肠健实的作用称为厚胃肠。绿豆的补益胃肠功能多指它能够清胃肠之热。我们大家都知道，五脏属阴，六腑为阳，而脾与胃相表里。再加上脾属阴喜燥恶湿，而胃属阳，喜润恶燥，一旦我们不注意饮食，吃的过于辛辣或者油腻，胃部非常容易生热，那么这个时候再饮用凉性、入胃经的绿豆，自然就可以起到滋养脾胃的作用。

绿豆还有一个非常重要的功效就是解毒。那么绿豆可以解什么毒呢？我国古代的医家们就指出了绿豆具有清热解毒的效果，特别是身体当中因为有火而出现的热毒，常见的症状如长痘疮。另外一方面，对于各种其他方面的中毒，比如食物中毒，也可以起到很好的解毒作用，《本草纲目》里说：“绿豆肉平、皮寒，解金石、砒霜、草木一切诸毒，宜连皮生研，水服。”

绿豆芽是绿豆水发形成的芽菜，也是大家经常食用的。千万不要小瞧了绿豆芽，它富含丰富的维生素 C，中医认为，绿豆芽味甘性凉，入胃和三焦经，最善于清热解毒、利尿醒酒。《本草纲目》里说它“解酒毒、热毒，利三焦”，也就是说，绿豆芽在具有绿豆清热解毒功效的同时，还可以调和整个脏腑的气机。主要是因为三焦作为六腑之一，就好像是一个大容器装着我们体内的所有脏器，而绿豆芽的主要作用就是通调水道，所以适合有腹部胀满、小便不利等症状的人食用。

三、生活起居必须符合“春”的特征

1. 春眠不觉晓，睡觉要趁早

春天是最好的睡眠时节，因此常说“春眠不觉晓”，又有“春困”之说。一般来说，春天的睡眠质量比较高，也正适合进行调养。

但是，还是有些人会因种种睡眠障碍而不得眠。那么，春季要如何调整睡眠呢？

“一日之计在于晨”，《黄帝内经》就有精辟论断：“夜卧早起，广步于庭，被毛缓行，以使志生。”意思是说，人要适应自然界的变化，要适当晚睡早起，到户外散步，悠然自得地舒展肢体，使精神活动寄望于大自然中。饭后闲庭漫步，不仅可消食化气，还可变得无思无虑，使心身得以休养，使人倍感神清气爽。

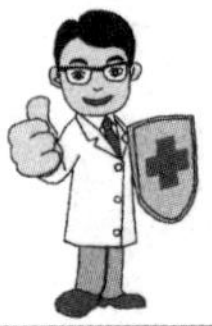

春季睡眠宜“按时入睡，过时不候；午睡一刻钟，能夜补一小时；体脑并用，形与神俱，精神乃治”。

其次，也应注意春木当令，性情亢奋的人易旧病复发。俗话说：“黄花黄，疯子忙。”这种情况可通过适当增加睡眠、静心修养防治、缓解病情发展。

同时，也应注意到，春季睡眠与养生要和运动调养相结合。所谓“闻鸡起舞”，得顺应生物节律习性。经过一夜睡眠，伸展疲倦的身躯，到室外选择适合自己的锻炼项目。如此可以吸收大自然活力，调养精神，炼气保精，增强抗病能力，使自己充满春天般的活力。

老年人不要睡懒觉，因为久卧会造成人体的新陈代谢能力下降，气血运行不畅，筋脉僵硬不舒，身体亏损虚弱。所以，老年人在春天要做到早睡早起，既要保证充足的睡眠，又要防止睡眠过多，一般每天睡 8 小时即可。

此外，睡眠状态有周期性，刚刚睡着时睡得最深，之后又变浅、再变深，周而复始。最初的熟睡关键是枕头，理想的枕头是能够维持颈部与头部之间的自然曲线的，不会对颈部造成压力。所以，想要享受好的睡眠，还要给自己选一个合适的枕头。

2. 春天调养脾胃，晚餐要吃少

实际上，一日三餐，不宜吃得过饱，每餐保证七八分饱就可以了，吃得过饱反而对胃肠健康不利，加重胃肠负担。

在很久以前，中国人最看重午餐，早餐和晚餐比较随便。外国人的早餐和午餐比较随便，但是晚餐却非常丰盛，夜生活比较多。现如今，中国人的晚餐量也在不断增加，进餐时间有所延长，很多人开始出现记忆力衰退、不想吃早饭、发胖等症状。

从中医的角度上说，“晚餐中满不消，而脾胃大伤”。日常生活中，常常有人为了工作而“凑合”吃饭，一直等到晚上，一家人聚在一起的时候再吃团圆饭，这顿饭非常丰盛，通常会吃得很饱，岂不知，晚餐过晚、过油腻，对于身体健康不利，很容易诱发高脂血症，进而导致动脉粥样硬化、冠心病等。摄入的高蛋白食物过量，会加重胃肠、肝脏、肾脏代谢负担，对于肾病患者来说危害是非常大的。

有很多人白天忙了一天，晚上急于躺在床上，吃过饭后就躺在沙发上看电视，或是直接躺在床上睡觉。这样做不利于食物的消化、吸收，使得大量营养物质囤积体内，甚至腐败，对身体健康无益。

晚餐过多对身体健康是不利的。美国有项研究结果发现：老鼠每天减少 30% 的食量，其寿命可延长 30%。年轻的时候多吃些不会感到不适，可是年纪大的时候就会被“找上”，不但容易诱发各种心脑血管疾病，还可能缩短寿命。

还有研究证明，时常保持两分饥饿，人的寿命就能增长20% ~30%，但是现代人不仅吃饭的时间过晚，而且大都很难做到八分饱。

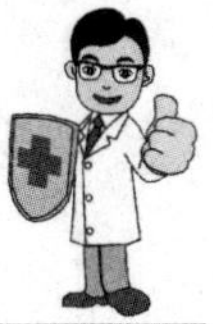

我们每天都吃得太好、太饱，机体就会超负荷运转，引发一系列健康问题，首先面临的就是肥胖问题。现代人的饮食中脂肪、蛋白质含量很高，更难消化，多余的营养物质在体内堆积，就会引发肥胖等“富贵病”。

如今，随着人们生活水平的提高，人们越来越不重视主食，而是更热衷于副食，很多人的晚餐甚至只是一些蔬菜和高蛋白、高脂肪食物，这样的饮食对于我们的脾胃健康是非常不利的。

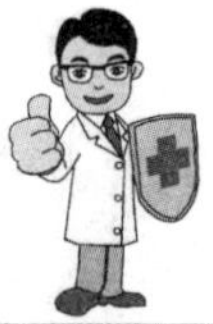

古语有云，“安谷则昌，绝谷则亡”。这里的“谷”就是谷物的意思，而“昌”指的是身体健康，意思就是说，谷物能够维持、旺盛我们的生命，保障身体健康。每一餐都是不能缺少主食的，晚餐的主食可以以粥类为主，但是万万不可缺少。

3. 春乏，不可贪睡

人在整个睡眠过程中，并非一直处在平静、单一的状态，而是进行着周期性变化。通常情况下，这个睡眠周期大概有八小时，对于成年人来说，超出八小时的睡眠对人体是没有好处的，还可能对健康造成一定危害。

◉ 睡得过多，会越睡越懒、智力下降

多数人认为，疲劳感多就要多睡觉，其实，这个想法并不完全正确。通过补充睡眠消除疲劳是正确的，但如果睡得过多就会降低心脏的跳动速度，同时还会影响新陈代谢，肌肉也会变松弛。身体的各部分组织和肌肉得不到锻炼，起床后会感到腿软、周身

无力，久而久之，就会变得懒惰、四肢无力，甚至还会出现智力下降。

◉ 增加了脑卒中、糖尿病、老年痴呆的概率

老年人的血液比较黏稠，如果睡眠时间过长，会导致血液黏稠度增加，从而诱发脑卒中等脑血管疾病。睡眠少于 6 小时，患糖尿病的风险就会增加 2 倍；而超过 8 小时，患糖尿病的风险就会增加 3 倍。每天睡眠时间超过 8 小时的人罹患老年痴呆的风险会比正常人高出 2 倍。

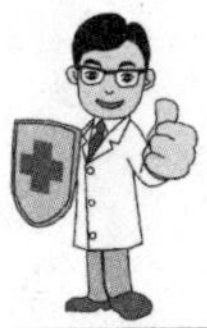

◉ 增加患呼吸道、心脏和消化系统疾病风险

经历了一个晚上的睡眠后，卧室的空气会变得污浊，即使虚掩窗户也还是会有部分空气未流通，不洁的空气中含有大量细菌、病毒、二氧化碳、尘埃等，对呼吸道的抗病能力有影响。对于长期睡眠时间过长的人来说，平时的运动减少，再加上卧室内空气污浊，就容易出现感冒、咳嗽等症状。

此外，睡眠过多还会破坏心脏休息和运动的规律，心脏总是处在休息状态，会导致心脏收缩乏力，稍一活动便会出现心跳加速、心慌乏力等现象。长时间睡眠还会导致无法按时进餐，胃肠发生饥饿性蠕动，扰乱胃液分泌规律，影响消化功能，进而引发消化系统疾病。

如果早上醒得比较早的话，就不要再赖床了，实在睡不着，也别在床上干熬着，更不要捂着被子看电视。起床进行一些体育锻炼，呼吸一下新鲜的空气会让自己的身体更加健康！

所以说，睡眠并不是越多越好的，不同年龄段的人睡眠所需要的时间也是不同的。对于成年人来说，每天 8 小时的睡眠时间就已

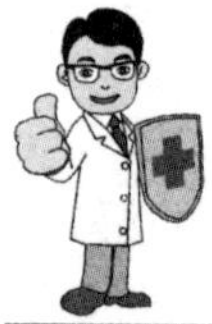

经足够了，如果有特殊情况，比如前几天缺觉了、工作太累了等都可以适当地增加一两个小时的睡眠。但是不要增加的太多，否则不但达不到休息的目的，还会使自己身体的疲惫感加重。

其实，我们的睡眠周期中，深睡期是对整个睡眠过程中影响最大的阶段，如果在深睡期能够保证睡眠的充足，那么才是有质量的睡眠。

在失眠的时间段里，保证深度睡眠，不要赖床，睡好子午觉，就是对睡眠最好的保证。虽然说贪睡对身体健康不利，但如果长期处于睡眠不足的状态，也会对人体造成多方面的伤害。

睡眠能够帮助我们的大脑对事物或事情有深刻的记忆。我们可能有这样的体会，睡眠充足的情况下去参加考试肯定会比睡眠不足去参加考试的效果要好很多。而且，人在清醒的时候解决问题的能力也要比平时高一些，大脑会处于工作效率很高的一个状态。

如果长期处在睡眠不足的状态，就会刺激肾上腺分泌更多的肾上腺皮质激素，这种激素过多会导致人的腹部脂肪堆积过多。而且，还会加重白天的疲劳感，可能会出现“打盹”的现象。

睡眠不足还会导致人的情绪向不良的方向发展，比如易怒、烦躁不安、头脑混乱、承受能力下降等。当人处于疲惫状态时，很难心平气和地与身边的人进行沟通，很可能会在此时产生摩擦，进而影响一天的心情。如果长期这样下去，还有可能会产生抑郁症。

睡眠不足是造成高血压和心律不齐的因素之一。睡眠不足的人，体内的免疫力也会降低，容易患各种疾病。

人类在白天以交感神经活动和新陈代谢异化作用为主；夜间则以副交感神经和机体的同化作用为主。所以，睡眠不足会使机体的节律发生紊乱，进而出现口臭咽干、口角生疮、食欲下降、烦躁易怒、精神不集中等现象。

白天人们从事各种工作，消耗掉体内的大量能量和营养物质。等到夜间睡眠时又会及时补充上这些能量和营养，如果睡眠不足，机体的营养和能量供应就会出现不足，进而影响第二天的工作和学习。

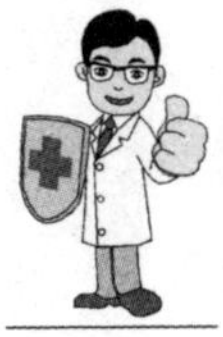

睡眠不足对我们身体的危害还有很多，充足的睡眠对于我们身体各个部位的修复和功能的维持都是至关重要的。比如很多人都坐过火车，如果我们是白天坐的火车，坐八九个小时没有入睡，可能只是感觉浑身疲乏，如果窗外的风景比较好，饮食也比较合理，可能那种疲乏感在下车后一两个小时之后就能够恢复过来；但是如果我们是夜间坐车，即使坐上五六个小时，中途小睡一会儿，可能也会觉得很难忍受吧，不仅会觉得浑身疲乏，还可能会有大脑一片空白的感觉，精神涣散，有时甚至会出现恶心的现象，如果是夏天开着空调，坐夜车的人还可能会出现感冒、腹泻等症状。

白天所需的睡眠时间较短，不会对我们正常的生理反应有太大影响。但夜间是我们正常的睡眠时间较长，如果睡眠时间不足，不良反应就可能在各个方面表现出来。

想要改变睡眠不足现象，应当从良好的作息习惯做起，避免熬夜，同时保持一个良好的室内环境，睡觉之前不宜喝茶和咖啡，也不能用酒精去催眠。午后可小睡一会儿，能提高我们的工作效率，但是要注意，午睡的时间不能过长，否则到了晚上会很难入睡，还会出现精神低迷、口渴等。

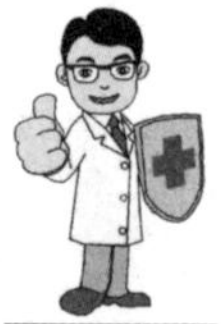

四、万物复苏，全身筋骨舒展开来

1. “走为百练之祖”，春季早晚勤散步

“走”，是最受老年人喜欢的运动方式，当然，也是最好、最简单的锻炼方式。在我国，很早就有“饭后百步走，活到九十九”的养生健身经验。

人们经常把各种“走”统称为“散步”，由于各种“走”之间是存在着密切联系的，但是在实践中，走步锻炼的目标、性质、方式、方法各不相同，那么其效能也是具有一定差异的。

◉ 散步——理想的放松镇静剂

散步是一种休闲运动，主要指以闲适的心情轻松地漫步。严格地说，它是一种健心益智活动。它不仅要求运动的强度和速度，而且还具有较强的随意性。

美国的科学家曾经做过这样的实验，将同属于亚健康的 30 位 60 岁老年人分成三组，一组服用镇静药，二组服用健脑营养品，第三组每天散步 30 分钟。

结果发现：散步组在缓解疲劳、镇静安眠方面，效果是最好的。而到了现在，更加流行“郊游散步”“雨中散步”“雪中散步”，这不仅能够锻炼身体，还能够增添悠闲自得的情趣。

现代科学实验证明，散步能够增加让人睡得香甜的镇静激素 β

内啡肽的数量，从而有效抵抗病毒感染和预防疾病的产生。

散步虽然不是剧烈运动，但也有一些注意事项。散步之前应该先用 2 ~ 3 分钟的时间做深呼吸和慢速的伸展运动，之后再开始散步，还可以听一听轻松的音乐。

散步的时候，头、肩、臀部、膝盖和脚应该成一条直线，并且要在整个散步过程当中保持这种“脊柱不偏不倚”的姿势，并且要看前方 10 米处。散步的时候要选择清静、清洁的地方进行。

◉ 健身走——最简单有效的有氧运动

尽管我们已经充分肯定了散步能够健心健身，但是散步还是不能够代替健身走。健身走是一种有氧运动，可以提高氧的利用率，从而有效降低安静心率，降低血压和改变血液成分，而且还可以发展侧肢循环和增大冠状动脉面积，有效预防冠心病的发生。它是心血管健康的保证。

健身走还必须要具有一定的运动强度、运动时间和运动速度。当前有很多的老年人都非常喜欢步行锻炼，有的人甚至是天天走，可是在增进健康素质和发展体能方面的效果却不大，虽然是天天进行走的锻炼，但是却没有提高心血管功能。

而为了达到有氧锻炼的效果，健身走则必须让心率达到一定的锻炼水平，每次都应该大步流星地走，就好像是过马路一样地急走。在时间上，至少要走 15 ~ 20 分钟，每周至少锻炼 3 次；心率要保持在最大心率的 65% ~ 75%（最大心率是 220 减年龄数，每长 1 岁减 1 次）。

◉ 因人而异——提高锻炼效果的关键

我们从上面的分析可以看出，同样是走步锻炼，但是最重要的要根据自己的实际情况，也就是年龄、性别和健康状况，因人而异地选择散步或者健身走，既不能超过自己的实际能力，又不能没有锻炼的效果。

如果说过去运动锻炼的旗帜是“生命在于运动”，那么今天的锻炼口号应该是“生命在于科学运动”。锻炼一定要因人而异，让我们的锻炼内容方法与我们的实际相适应。

有的老人身体健壮，运动基础比较好，不仅可以进行散步、健身走，还可以进行慢跑等运动，在国内外，很多70多岁的老人进行马拉松锻炼并参加比赛，这也说明老年人的个体差异是非常大的。

因此，千万不要盲目模仿，要逐步建立一个具有自己特点的锻炼模式，从而获得最大的锻炼效益。

2. 慢跑，春天锻炼的好方法

人们常说“动可延年，乐则长寿”，运动能促进血液流畅，增强体力，提升机体抗病防御功能，达到延年益寿的目的。“慢跑是运动之王”，慢跑属于“慢运动”，能让全身的经络、气血、骨骼、肌肉动起来，能调节五脏六腑功能，促进机体新陈代谢。

慢跑又叫缓跑、缓步、缓步跑，是一种强度中等的有氧运动，节奏以缓慢和中等为主，跑完长距离之后，能达到锻炼和热身的目的。

在锻炼全身及心脏等方面，慢跑是非常有效的运动方式。在保持心脏功能、预防肺组织衰退、肌肉萎缩、高血压、冠心病等方面，慢跑的功效十分显著。慢跑最好隔日进行，以保持正常的身体节奏。慢跑是一种有氧运动，能改善人的身体状况，促进健康。

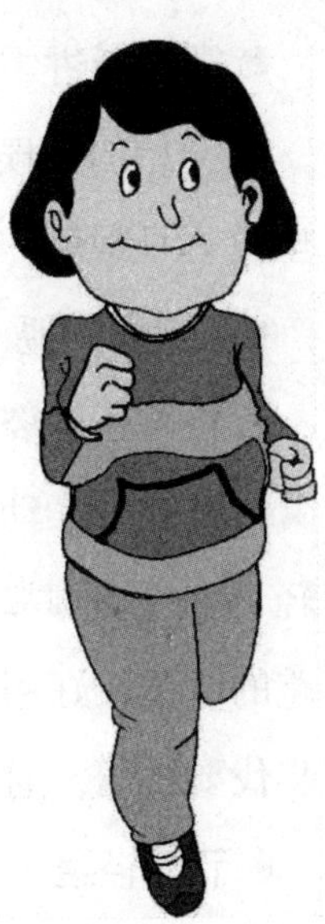

慢跑时，尽量保持不变的节奏，两手放松，双臂弯曲，躯干伸直，头部保持稳定。同时，注意控制呼吸节奏，鼻子吸气，嘴巴呼气，避免出现岔气。慢跑的动作相对简单，但也要注意姿势，避免因姿势不正确给身体带来不必要的伤害。

跑步时，腿部动作尽量保持放松，一条腿后蹬的同时，另一条腿屈膝前摆，小腿自然放松。注意脚跟先着地，直至全脚掌着地，不要选择全脚掌着地的方式跑步。跑步时，注意双臂自然摆动，保持身体平衡。

沧州有位叫汪崇明的老人，76 岁时仍然毅力惊人，7 年内跑完了 17 个全程马拉松。老人的面色红润，精神抖擞，他笑着说，自己从来都不觉得自己已经 70 多岁，跑步让我体会到运动的快乐，我跑步，我健康，我快乐！

其实，汪崇明老人中年的时候身体状况并不好，退休之后曾经在 2 年中住院 4 次，而且经常感冒发热。老人退休后受同伴启发开始健身，从慢走开始，慢走 1 年之后，逐渐过渡到慢跑。一跑就是十几年。汪崇明老人说，养成每天慢跑的习惯之后，他已经充分感受到身体的变化，感冒发热的次数少了很多，连睡眠和心情都好了，整个人更精神了。

中老年人在慢跑的时候，需要注意以下几点。

◉ 准备活动

慢跑之前应当先做准备活动，小幅度热身、拉伸对身体功能逐渐退化的老人来说非常重要，也可做些简单的伸展运动、练太极拳或先走一段之后过渡到慢跑，即可确保机体各个器官功能之协调。

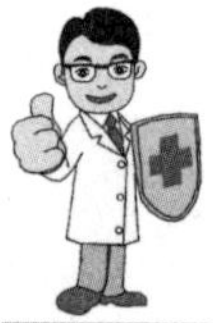

◉ **循序渐进**

开始的时候，可以先慢跑 10 分钟，之后逐渐增加慢跑的时间。坚持每日锻炼，也可每个星期 3 次，每次跑半个小时左右为宜。

◉ **姿势和呼吸**

慢跑正确姿势为两手微握拳，上臂与前臂弯曲成 90 度左右，双臂自然前后摆动，上身略向前倾，尽量放松全身肌肉，双脚落地要轻，宜前脚脚掌先着地，让足弓得到缓冲，以免身体受到震动。慢跑的时候最好用鼻子呼吸，要做到深、长、细、缓，呼吸的频率和步伐要协调，通常是两步一吸，两步一呼或三步一吸，三步一呼。

◉ **节奏轻缓**

节奏要轻缓，步子不宜大，不要全脚掌着地。注意膝盖的弹性，控制好节奏。

◉ **速度要缓**

速度不宜过快，以每分钟 120 步左右为宜。跑步的时候，可以与同伴进行交流，以不喘粗气、不面红耳赤为标准。不能冒进、逞强。刚参加慢跑锻炼或体质较差的老年人，最开始可采取慢跑和走路交替的方式，之后逐渐增加慢跑距离，千万不能急于求成。

◉ **控制距离**

控制距离，由近及远，保持全身舒畅度。可以从走开始，再慢跑，再慢走，逐步增加距离。遇到雨雪等极端天气，尽量避免外出锻炼，防止发生意外。

◉ **缓慢停步**

跑步结束后不宜立即停下来，需要一个缓冲，让身体有一个过渡时间，进行一些放松活动，以调整好身体状态。慢慢结束运动，四肢可以同时做些舒展放松。

◉ **持之以恒**

运动贵在坚持，这话说得容易，但真正能做到的却没有几个。无论是数九寒天，还是三伏高温，都应做到风雨无阻，寒暑不惧。如果连续慢跑一段时间之后停止几天，再运动的时候就会觉得很累；如果连续十几天不跑步，那么之前的运动也就白费了。

3. 放风筝，享受春天的温暖

“清池玉水绕山川，携手伴友放纸鸢；杨柳轻指意欲醉，疑是梦境回童年”。在草长莺飞的时节里，放风筝是个令人心旷神怡的户外活动。

古人认为：“迎天顺气，拉线凝神，随风送病，有病皆去。”放风筝时，在宽阔的广场、郊野，沐浴着阳光，呼吸着清新的空气，仰望蓝天，凝神专注，拉线奔走，有张有弛，清风徐来，嬉戏玩乐，任何忧虑烦恼之病态神情，早已置之度外，实有爽神练形，两相得益之效。

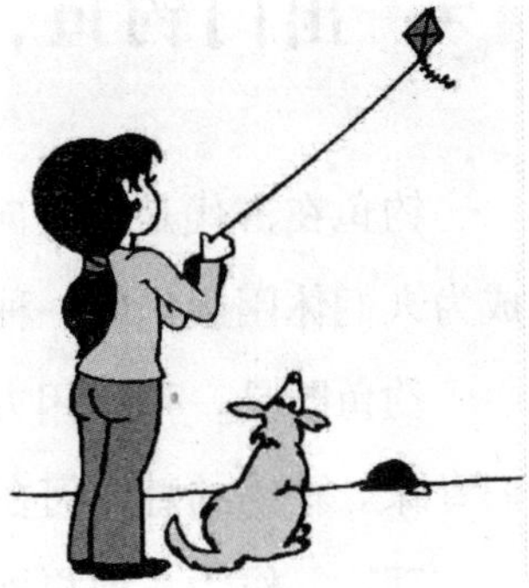

经常放风筝，不仅能防治颈椎病，其他一些老年性疾病也会由此大大减少。放风筝又是一项综合性的体育运动。放风筝时有跑有停，有进有退，躯干、四肢动作协调、连贯、自然，几乎全身的骨骼和肌肉都要参与活动。经常放风筝的人，手脚灵活，思维敏捷。

在宽敞开阔的场地放风筝是最好的空气浴，在风和日丽的大自然中放风筝也是最好的日光浴。放风筝时人的呼吸或急或缓，心率快慢有度，可增强心肺功能，促进机体新陈代谢，改善微循环，延缓器官老化。

放风筝的理想环境是远离城镇的郊外、山野、溪边。这里或芳草青青，或溪水潺潺，或麦苗儿翠、菜花儿黄，或山花绚丽烂漫，郊外的空气清新爽净，负氧离子含量高，人自然是得益匪浅。

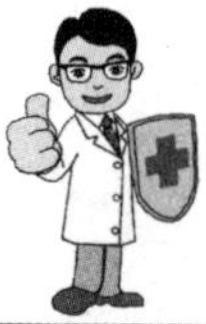

放风筝最好安排在风和日暖、天气晴朗之时，以春、秋、冬三季最合适。每天可以放一次，每次1～2小时为宜。

需要注意的是，放风筝要选择空旷之处，路面要平坦，没有沟沟坎坎；并要注意观察上空是否有电线，防止因风筝与电线接触而发生事故；还要防止太阳光反射对眼睛造成伤害。

4. 出门钓鱼，放松精神

钓鱼在古代是人类向大自然猎取食物的原始生产手段，以后才成为人们休闲娱乐的一种方式。

钓鱼既是一种休闲方式，又是一项有益于身心的活动，备受人们青睐。垂钓的魅力何在？

垂钓，作为一种户外活动，可以观赏旷野的千姿百态，呼吸野草的阵阵芳香，接受阳光的照射，感受微风的吹拂，使身心处于极度放松的状态。在紧张的工作劳动之余，邀上一二钓友，利用休息日离开城市，或步行、或骑车来到郊外；选一处山清水秀，景色优美的江河湖畔垂钓，既可呼吸新鲜空气，又能领略大自然的旖旎风光，顿时感觉心旷神怡。当鱼儿欲上钩又未必之时，全神贯注，注守鱼钩，凝神静气，严肃以持；一旦鱼儿上钩，那欢快轻松之情，不禁油然而生。特别是上大鱼的时候，那种喜悦之情更是难以言表。

垂钓一旦成为人们的志趣，自然会在体质、性格、精神生活等方面起到积极的作用，疾病就会从身上消失，衰老也会延缓。如果将钓到的鱼在中午小憩之时亲手烹调，加上带来的食品饮料，共尝“野餐”风味，更是别具一番情趣。

如果人们能够经常参加垂钓活动，还可以调养身心，达到防病祛病的目的。垂钓是全身性活动，腰、腿、手、颈、脑等都能得到锻炼，运动量适中，活动时间又长，对腰腿活动最为有益；垂钓注意力高度集中，双目静视，杂念排除，有去烦躁、治积郁，养心安神之功效。李时珍也认为垂钓有畅神怡情，祛除心脾燥热之功效。

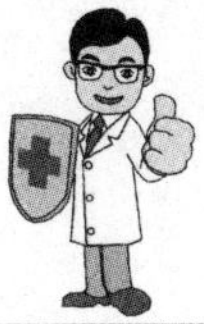

“湖边一站病邪除，修身养性胜药补”，这句话鲜明地总结了钓鱼活动对防病治病、陶冶性情的积极作用。

当然，要享受钓鱼的快乐，先得学会钓鱼，还要有耐心，缺乏耐心的人正好借此陶冶心性，获一举数得之利。

垂钓是室外活动，特别要注意以下安全问题。

◉ **防止意外伤害**

垂钓是水边的运动，尤其要注意安全。最重要的是注意塘边是否有高压线，避免鱼竿碰到高压线上。在野外钓鱼时，一定要选择安全的钓位。

◉ **春秋两季为佳**

夏季炎热，应在清晨及傍晚凉爽时下钩，不宜长时间在烈日下垂钓，以免中暑；冬季晴天钓鱼应在正午，要注意保暖，以免着凉引起其他疾病，特别是老年朋友更应注意。

◉ **垂钓时间不要过长**

一般每次垂钓两个小时比较适宜。钓鱼前要有充足的睡眠，保持体力充沛。垂钓时要多活动，要坐、站结合，既不要久坐，也不要久站，因为坐久了影响双腿的血液循环，站久了大脑易缺氧。总之，不要过分“忘情”于池畔。

5. 登山虽好，还要多注意安全

登山是一种有氧运动，通过吸入的氧气燃烧掉体内的脂肪和葡萄糖，从而达到提高心肺功能以及消耗多余脂肪的目的。

除此之外，山上的环境异常优美，空气非常清新，树木郁郁葱葱，鸟语花香，令人赏心悦目，不仅能够疏肝解郁、活血通气，还可以修身养性、陶冶情操，可以说是一种极好的养生方法。

登山对骨骼的刺激比较大，对促进钙的吸收、延缓骨质疏松具有很大的帮助。

◉ 登山前的准备

（1）登山之前应该先体检。如有严重高血压、心脏病的老年女性不适合登山。特别是患有慢性病的老年女性，一定要做一次全面的身体检查。

（2）选用登山鞋，内衣最好能够选用保暖排汗功能好的，而外衣应该具有透气、防风、防雨的功能。

（3）准备一些常备用药。带上跌打损伤药，防止在登山过程中跌倒受伤；可以带一盒清凉油，防止蚊虫叮咬；心脏不好的老年人，应该带上心脏急救药，比如速效救心丸、硝酸甘油等；还可带上一些人参切片，帮助消除登山途中的疲劳。

（4）登山之前，为了保护心脏以及提高人体抗缺氧能力，老年人可以适量服用维生素 C、维生素 E。

（5）登山前一天建议收听天气预报，选择晴朗的天气爬山。

（6）老年人在外出之前，应该把行程计划告知家人和好友，登山最好能够结伴而行。

（7）建议带上手机，最好有备用电池，以便与外界保持联系。

◉ **登山时注意事项**

（1）选择比较熟悉的路线。老年人爬山主要是为了锻炼身体，而不是探险，所以，应该选择熟悉并且道路比较顺畅的路线。

（2）老年人可以带上一根手杖，这样既能够节省体力，又可以保证安全。

（3）登山之前应该做一些准备活动，比如快步走，或者是原地踏步走等热身活动，活动好脚腕是非常重要的。

（4）上山最好能够以 20 分钟/公里的速度，下山则最好以 20~25 分钟/公里为宜。

（5）登山的时候，速度不宜太快，调整好呼吸节奏。要按照一定的呼吸频率，逐渐加大强度，避免呼吸频率在运动中发生突出的变化。

控制每分钟的脉搏次数，40~49 岁每分钟脉搏次数为 115~140 次；50~59 岁为 110~135 次；60~69 岁为 105~125 次。超过了就要停下来休息，并放慢速度。

（6）登山时注意力一定要集中，时刻要留意脚下，并且注意脚下石头是否活动，以免踏不实。

（7）姿势要正确，应该挺直上体，身体稍微向前倾，腿稍弯曲，抬腿的时候用髋部带动下肢，这样不会感到费力，脚落地的时候应该全脚掌着地。

（8）每半小时可以休息 5~10 分钟，另外还需适当补充水分，

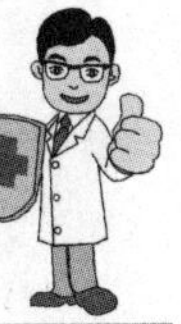

但是不要一次喝水太多。在每次休息的时候，可以适当按摩腰腿部的肌肉，防止肌肉疲劳。

（9）休息的时候，不要坐在潮湿的地上和风口处，进餐的地点则应该选择背风处，可以先休息一会儿再进餐。即使出汗了，也不要脱衣摘帽，可以稍微松开衣领，另外还需准备一块干毛巾，擦干汗水，以免受凉感冒。

（10）超负荷的运动对心脏会造成损害，所以，爬山也应该量力而行，千万不要一上来就用全力爬，应该循序渐进。

（11）如果不小心失去平衡，可以张开两臂，伸直两腿（脚尖翘起），面向山坡，让身体的重心尽量往上移。

（12）下山要比上山更容易发生事故，所以，下山的时候不要走得太快，否则会让膝关节和腿部肌肉承受太大的压力，而且会让膝关节受伤，甚至是肌肉损伤。因此，身体应该向后倾，最好能够手扶着护栏。

五、安神养心，笑口常开过春天

1. 春天不生气，养肝又养心

我们在受到强烈精神刺激造成心情不畅、精神抑郁时，会严重影响到肝脏功能。而肝脏又是通过调节气机来辅助脾胃消化运输饮食精微，肝气郁结就会造成人体气机不利，不思饮食。

《黄帝内经》中有“思伤脾”的说法，简单理解就是说一个人的精神状态、心理活动与脏腑的功能存在很大的关系。

其实，不仅仅是思虑太过会影响食欲，就是不良的心理因素也会造成各种各样的身体疾病和精神疾病。中医上认为，月经不调、糖尿病、高血压病、冠心病、心肌梗死、胃及十二指肠溃疡等疾病都与心理因素有关。因为人一旦出现了精神问题，就会导致人体的气血出现失衡，非常容易诱发疾病。《丹溪心法·六郁》曰：“气血冲和，万病不生，一有拂郁，诸病生焉。”因此，一定要保持良好的情绪。

以下介绍几种缓解不良情绪的方法。

◉ **第一，学会放松**

在如今这个快节奏和竞争激烈的社会当中，人们的压力越来越大，也非常容易引起紧张、焦虑等情绪，从而导致胃泌酸功能失调，造成食欲下降。因此，我们在平时就要注意进行自我放松，可以通过冥想、瑜伽放松功等方式来放松自己。还应该有规律地生活、学习、工作，休息时间也要尽量保持始终统一。也就是把握好“紧张——放松——更紧张——更放松——更更紧张——完全放松”的原则，让自己的身体能够从头到脚进行放松。当然，在进行渐进式放松法的时候，最好能够寻找一个相对安静、没有骚扰的环境进行。

◉ **第二，吃饭时心情要愉快**

保持心情愉快，才更容易增加食欲。如果处在生气或者是大怒、哭泣等情况下，最好不要进餐，更不要勉强进餐，等到心情平复之后进餐，这样才不会对身体造成伤害。

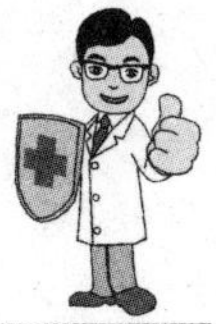

◉ **第三，保持幽默**

幽默感对于不良情绪具有强烈的抵制作用，因此，在平常生活中，我们应该多注意培养自己的幽默感。可以多看看幽默的笑话，多听听幽默的段子，多讲一些幽默的话，让原本过分认真的自己放松下来。只有这样，我们才会活得轻松、自在。

2. 情绪不好，要学会自我调节

《黄帝内经·素问·举痛论》中记载：“余知百病生于气也。怒则气上，喜则气缓，悲则气消，恐则气下，寒则气收，炅则气泄，惊则气乱，劳则气耗，思则气结。”传统中医讲：“怒伤肝，恐伤肾，忧伤肺，思伤脾，喜伤心。”养生专家则说：“怨伤脾，恨伤心，恼伤肺，怒伤肝，烦伤肾。”

由此可见，不良的情绪会污染人的气和血。

从中医经络学上来看，人体内的气血就好像是大自然当中的河流，“流水不腐”的道理相信大家都知道，人体气血的河流也同样是需要“流动”，简言之就是经络必须保持通畅。

当气血像河水一样运行有序，没有受到阻滞而流速非常平稳的时候，才可以让血液保持健康的状态。如果水流遭遇了拥堵，那么我们必须要去疏通河道，同样的道理，如果血流、气流阻滞，那么也必须清瘀，以便使气血更加流畅。

中医将人体免疫力，也就是人体的抗病能力称为“正气”。“正气”不仅可以防御“外邪”的侵犯，而且还能够与侵入人体的病邪进行激烈的斗争。“正气”的防御作用减弱，“外邪”就很容易侵入人体，最终致病，正如中医上所说的“正气存内，邪不可干”“邪之所凑，其气必虚”。

想要增强免疫力，一方面需要增强体质，也就是我们平时经常进行体育锻炼，比如气功、太极拳、跑步、登山等运动，从而让我们的体质更加健康，精力更加旺盛，从而增强身体的抵抗能力；另外一方面，保持一个积极而乐观的情绪。俗话说“气生百病”，不良情绪是致病的根源，我们需要在日常生活中保持心情的平静，排除烦恼，过度高兴或者悲伤、惊恐等不良情绪都会对人体的脏腑造成损伤。

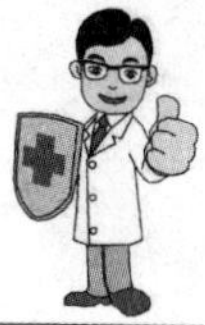

3. 从抑郁中解脱，让快乐常相随

抑郁症分很多种类型。不管是什么类型的抑郁症，根本上还是因为神魂紊乱或涣散导致的。

《黄帝内经》说：“心藏神，肝藏魂。”而这里的“神”就是指人的心脑思维，意识；“魂”则是指情感活动。

《针灸大成》中也说：“太冲，主心烦闷，惊悸健忘，忘前失后，心神恍惚。”“太冲”是肝经的输（土）穴，肝经五行属木，木没有土就无法生根。太冲穴一方面可以让肝木有根可依，又善于疏散三焦气机，使胸中开阔。如此一来，肝经畅通，肝魂回归肝的怀抱，人的精神自然也会愉悦、开朗起来。

所以，抑郁的时候，请一定要记住每天坚持按揉内关穴和太冲穴。

4. 控制坏心情，远离情绪“流感”

俗话说“一笑解百忧”，笑的功效不可小觑。可是很少有人知道，笑是养肺良方。我们都明白人逢喜事精神爽，一个人如果遇到非常高兴的事情，脸上都是呈现着笑容的，别人可以从他的精神状态和脸色上看出来。这些都与肺有密切的关系，肺是主管皮毛的，肺功能很强，肺气自然强盛，皮肤也就细腻有光泽。从阴阳五行的角度来讲，金可生水，假如肺气非常的充足，就可以更好地对肾进行滋养，肾气为人体本源之气，肾气充足，人体就健康。

在《红楼梦》中描述林黛玉的容貌有这样一句“两弯似蹙非蹙笼烟眉”，看似非常有诗意，但仔细地琢磨一下，这是一种脸色不好的状态，一个还未成年的少女，两眉之间就已经有了隐约可见的细纹，怎能说她身体健康呢？还有一个情节，贾宝玉看到薛宝钗的洁白手臂时看得非常入神，引起了林黛玉的无限妒忌，从这就可以知道，林黛玉的皮肤不是很好。这也难怪，一个整日唉声叹气的人，咳嗽不断，肺又有不少的毛病，皮肤怎么可能很好呢？

中医讲，肺在志为忧悲。它的意思是说，在五种情绪当中，忧愁会对肺造成损伤，如果肺气非常的虚弱，人就比较容易愤怒、绝望、悲观、忧虑；如果一个人不及时将自己的心态进行调整，总是满脸忧愁、唉声叹气的话，就会对肺气造成损伤，影响到肺的功能。

对于这样的问题，最主要的治疗方法是让心里变得愉快，也就是中医所讲到的喜可克忧。心和肺都位于上焦，但确是一对“冤家”，是互相牵制的。心属火，肺属金，火克金，如果心火上亢的话，就会不利于肺。而“喜伤心”，高兴可以抑制心火，不能让心火过于旺盛，使心气处在一个非常舒缓的状态，这样就不会对心火造成影响。而且，“喜则气缓”，笑可以将因悲伤郁结在体内的肺气宣发出来，凝结的气得以正常的宣发，问题也就随之解决了。

经常发笑有助于胸部的扩张，增加肺活量，可以更多地排除体内的废气，让血液可以正常流通，这样体内的供氧器官就可以提供更多的氧气。所以建议老年人可以定期选择有山有水的地方郊游，在那里放声大笑，帮助肺腑吸入更多的氧气，排出二氧化碳、废气，这是一个调和心肺和其他气血器官的最好办法。家住市区的朋友不妨多去郊外走一走，欣赏一下绿色的植被，不仅对肝有好处，也是改善心肺功能、养护肺脏的好方法。

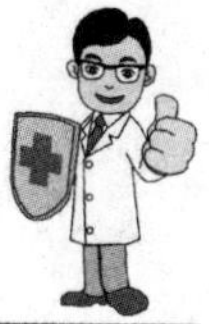

我们只知道一旦生病，心情会变糟，所以对患者，大家应该尽量采用宽容的态度。却不知道，情绪不好，身体可能也会得病。与其真等到自己生病了再去控制，不如在没病时候多一点宽容，多一点乐趣，用和蔼的态度对待别人，对待自己，像宽容别人身上的疾病那样，合理对待别人的情绪。

5. 消解压力，让自己有一个踏实的睡眠

睡眠健康与否还与个人的心态有着密切的关系，心态能够起到一定的调节作用，让我们更好地进入睡眠状态。

很多时候睡前的情绪波动让我们很难入睡。比如悲伤、抑郁、焦虑、不安，都会让人整夜难眠。

睡前的心境是否平和对我们的睡眠意义重大。大喜，会让人兴

奋得难以入睡，可能就一个“喜”字，让你对未来充满希望，向往着未来的样子，想象着以后的生活，越想越兴奋，越想越激动，大脑处于一种兴奋状态，促进睡眠的激素分泌的量就会减少，人也会越来越亢奋，更加难以入睡。

再说大悲，如果悲伤能解决问题，我们也值得悲伤一夜。可是悲伤什么也解决不了。在悲伤时，有可能会想这种事怎么可能发生在自己身上，为什么上天会如此不公平，怎么能够把事情做得更加完美……想来想去，可能就会钻牛角尖，辗转反侧，难以入睡。这种烦闷、愁苦、思绪不断的状态也可能会让人失眠，甚至是一夜无眠。

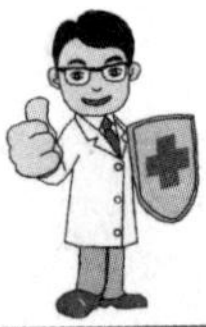

“气得睡不着觉”这句话大家也一定熟悉，怎么会气得睡不着呢？当我们大发脾气之后，会感到浑身一股燥热，整个人处于一种亢奋的状态，大脑的思绪很乱，头脑不清醒，而且还不停地胡思乱想。此时躺在床上，还会想着让自己生气的事，有时会越想越气，越生气心跳就会越加速，呼吸也会跟着急促起来，思绪也就会越乱，更加难以入睡。

所以，我们日常生活中在进入睡眠之前，一定要把调整好自己的心情，让自己的心平静下来，才能更加迅速入眠，睡得踏实。

第三章

夏季生机旺盛，注意抓紧养生的命脉

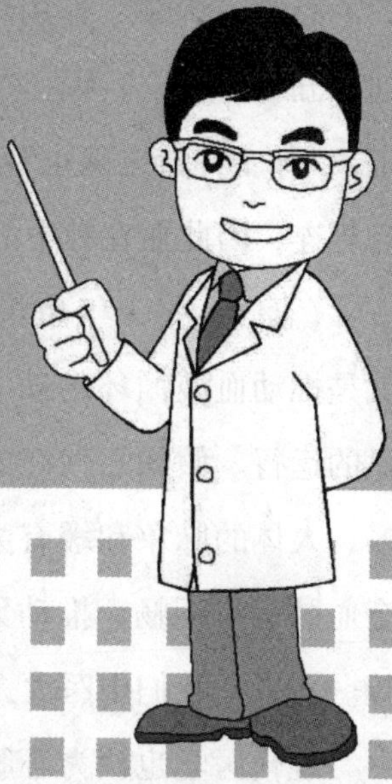

一、夏季养生先养心，心好才能寿长

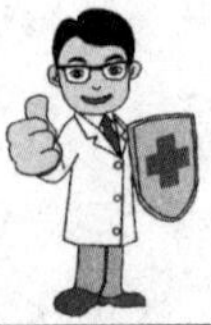

1. 心是君主，夏季要好好供奉

在《素问·灵兰秘典论》中把人体的很多脏器都命名为官。比如肝是将军之官，肺是宰相之官，脾是谏议之官等，而心则是君主之官。如此来看，心，就是五脏六腑的“头领”，因此，张景岳才会说，“心为一身之君主……脏腑百骸，惟所是命，聪明智慧，莫不由之”。

心的“统领”作用集中体现在其对于血液的循环和控制。《素问·五脏生成论》说，“诸血者，皆属于心”。《素问·脉要精微论》说，“脉者，血之腑也”。脉，指的是血液运行的通道，而血脉又与心相连，因此血在脉中的运行情况完全要靠心气来推动。

《素问·平人气象论》说：“心藏血脉之气”。这里说的“气”就是推动血液循环的动力。因此，心气的虚实和病变，会影响到气血的运行。假如心气旺盛，心血就会变得充盈，血脉的运行就会通畅，人体的脉象和缓有力，节律均匀正常；如果是心气虚，那么就会血脉运行不畅，推动无力，我们就会出现心律不齐、胸闷、心悸等。所以，我们中医大夫诊脉首先就要诊断心脉有没有问题。

现代医学也认为心脏是血液循环的动力器官，在我们整个生命活动当中，心脏不断跳动，不断地把静脉流入到心脏的血液以一定的压力推入到动脉中，从而让血液得以循环。

心脏的功能状态我们可以从脸色、指甲等部位观察出来。中医认为，“心主血脉，其华在面，开窍于舌”。一个人如果心气足、心血旺，那么面色就会红润有光泽。我们看心脏病患者就会发现，通常是面色苍白，指甲和嘴唇都呈青紫色，这就是心气不足，心血瘀阻导致的。

心同时主神志，所以心血不足就会出现心烦、失眠、多梦、健忘、心神不宁等症状，而冠心病、心绞痛等疾病也是因为心气虚，邪气趁机而入导致的。因此，不管是从精神方面还是身体方面考虑，都要重视养心。

中医认为，夏季是养心的最好季节。因为在五脏当中，心属于火，对应着夏季。夏季养心除了顺应中医养生理念之外，还有非常明显的实际意义。夏天本来气温就很高，容易造成精神紧张，情绪波动，导致身体免疫功能下降，新陈代谢加快，造成供血不足，心脉起伏不定。

另外，五味当中，心对应的是苦味。苦味的食物具有清热解毒和消炎泻火的功能，非常适合在夏天食用。比如苦瓜、苦菜、灵芝、茶叶等。从颜色上来说，心和红色相对应。红色食物具有补血生血、清除血管内瘀血的作用，比如西红柿、山楂、枸杞子等。

在夏季，我们的心情难免会浮躁不安，《素问·四气调神大论》中说：“使志无怒，使华英成秀，使气得泄，若所爱在外，此夏气之应，养长之道也。”所以，在夏季我们要学会静心。静心的方法有很多，比如瑜伽、气功、健身操等，还可以在室内喷洒一些植物的精油，用来缓解紧张的情绪。

按摩也是有效的养心方法。具体做法是：一手掌或两手掌重叠，在心区左前胸第5肋间隙上下的心前区部位，手掌着力，做缓慢而有节奏的环形摩动，先按顺时针方向，再按逆时针方向，各按摩30次。

按摩心区会直接作用于心脏，增强心脏功能，让血脉充盈、血流畅通，对心血管系统疾病有良好的防治作用。

2. 夏季三大养心穴：太溪穴、涌泉穴和失眠穴

现在人们对于失眠的问题早已经见怪不怪了，几乎每一个人都有过失眠的经历，甚至很多人都已经习以为常了。其实，偶尔的一次失眠是没有什么问题的，但是如果长期失眠，那就必须加以重视，否则会对身体造成非常大的伤害，还会影响到工作和生活。

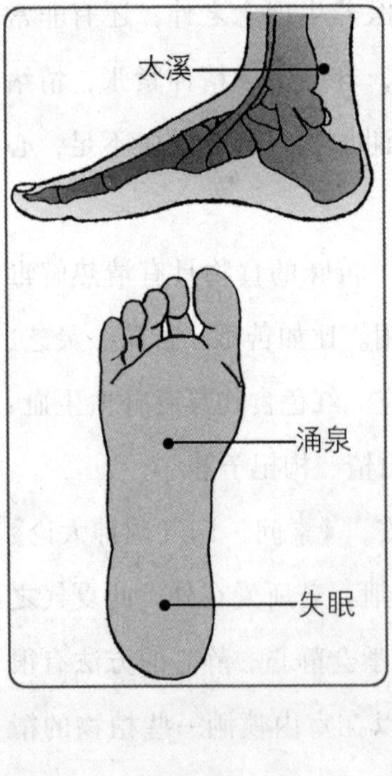

失眠的原因是多种多样的，但是在中医上来说，失眠的根本原因就是心神不宁、心肾不交。《黄帝内经》说："心藏神。"《景岳全书·不寐》中则说："盖寐本乎明，神其主也，神安则寐，神不安则不寐。"这些话都是

说心神安定，才能够正常睡眠，不然就难以入睡。

说起治疗失眠的办法，相信很多人都曾经试过数绵羊，一只羊、二只羊、三只羊……当你数到几百只、上千只羊的时候，就可能睡着了，原因就在于数羊的时候，我们就不会胡思乱想，心中没有了杂念，心神安定了，自然也就能够睡着了。有的人也许已经数了上万只羊，却依旧无法入睡，只能眼巴巴地等到天亮。如果是这种情况，也不要着急，可以尝试“三合一”穴位按摩法，这种方法与其他方法相比，更加简单，而且效果显著。因为经络穴位在我们身体的内部，按摩可补可泻，特别是对于综合原因引起的失眠来说，具有非常好的调节作用。

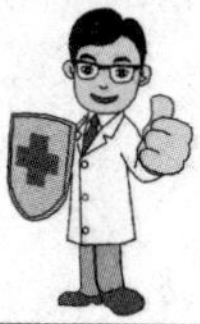

具体的做法如下。

入睡之前先洗一个热水澡，换上宽松舒适的睡衣，再用热水泡脚20分钟，水要没过脚踝，可以在身边放一瓶热水，时时加温。

在泡脚的同时，用食指关节部位在涌泉穴上按揉三四分钟，涌泉穴位于脚趾向下弯曲时，脚心凹陷处；再使用同样的方法按揉太溪穴，太溪穴位置在脚内踝尖与脚后跟中间凹陷的地方；最后按摩失眠穴，失眠穴位于脚后跟，可以把脚内、外踝画一条线，之后在脚底中间画一条线，两条线交叉的地方就是失眠穴。

涌泉穴是肾经的起始穴位，而太溪穴则是肾经的原穴，按摩它们，就可以补充肾气，推动肾水上行，从而与心火相交，形成一种水升火降的局面。一旦我们的气血好了，心火降下来了，失眠的情况必然会得到缓解。

失眠穴属于经外穴，正是因为历代的医学家在临床使用过程中发现它治疗失眠有奇效，因此才称此穴位为“失眠穴”。这个穴由于位于人体的脚后跟，皮肤非常厚，所以必须使劲按摩，如果觉得自己的手劲不够，建议借助一些工具，那样按摩起来会效果更好。

按摩的时间大概在 30 分钟左右，还可以放一些自己喜爱的音乐，边听边按摩。总之，千万不要嫌麻烦，敷衍了事，这样不仅浪费了时间，也收不到效果。假如你是手脚冰凉的人，那么在按摩之后，可以擦干脚，穿上透气的袜子，躺到温暖的被窝里，没多久就会安然入睡。

这种按摩方法对于改善现如今最常见的因心肾不交引起的失眠有奇效。日常生活中饮食和起居习惯不规律的人们，很容易肾气虚弱，不能上达于心，再加上过度的欲望和生活压力又很容易让我们心火上浮。火在上，水在下，难以相接，结果导致体内气机紊乱，难以入睡。

如果是因为心神不宁、过多思虑造成的心神涣散、睡不着觉，或者是睡觉不安稳、频繁做梦，就必须从神门穴和内关穴入手进行治疗。

神门穴是心经的原穴，即神门是心神的门户，你一旦把住了心门，心神自然不会涣散。而内关穴则是心包经的络穴，更是治疗失眠的主穴。

我们可以同时按揉这两个穴位，伸直左臂，打开左手，以手腕两条横纹为基点，在手腕横纹线的右侧，小鱼际（小手指下面的肌肉）下侧手腕关节的凹陷处就是神门穴；内关穴则是位于横纹的中心向手臂三指宽的地方。每天晚上躺在床上，用右手大拇指在这两个穴位各按摩三四分钟，坚持半个月的时间，失眠的问题可以得到改善。

总而言之，失眠的原因是多种多样的，需要我们辨证施治，和服用一些药物相比，穴位按摩是值得推崇的好办法。

3. 心脏有问题，多温暖心俞穴、膻中穴

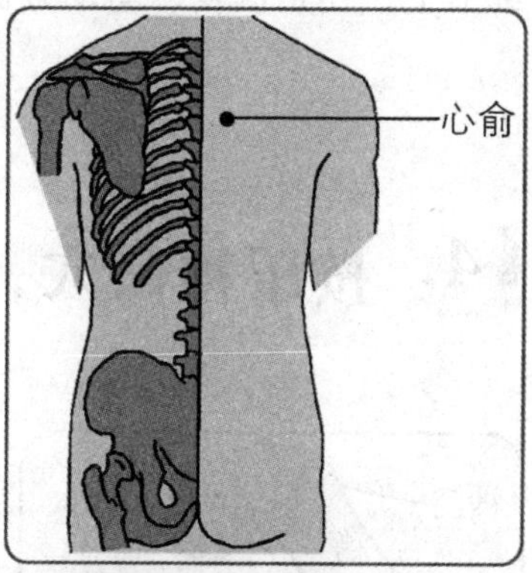

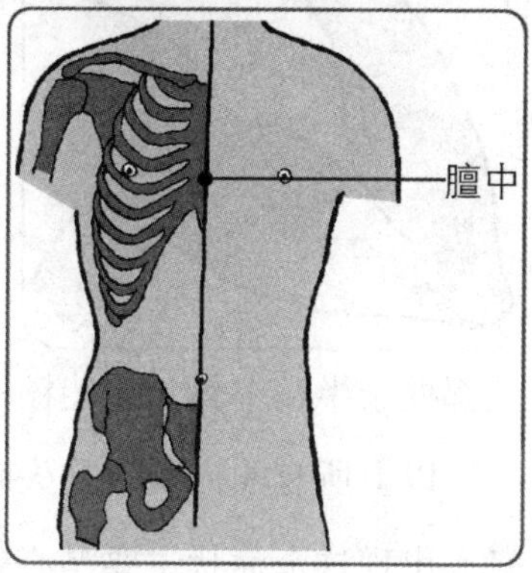

很多人都知道，对于心脏不好的人而言，冬天就是一道坎儿。因为心脏病容易在冬季发病，而且发病之后冬季治疗的效果不好，很容易有生命危险。秋分之后，我们每天中午可以用电暖宝温暖心俞穴和膻中穴各15～20分钟，一直坚持到第二年春分停止。这一方法能够有效降低心脏病的发病概率，帮助心脏不好的朋友们安然度过冬季。

如果在使用电暖宝的时候，感觉到心脏更加不舒服，一定要立即停止。反之，如果你感觉不使用电暖宝心脏不舒服，那么就可以继续使用，总而言之，温穴位的时间以自我感觉身体舒适为度，还要注意防烫伤。

心俞穴在背部第5胸椎棘突下，旁开1.5寸，具有通心络、调气血、宁心神的作用。膻中穴在胸部的第4肋间，两乳头连线的中点，此穴有理气活血、宽胸利膈的作用。

心脏有问题的朋友，冬季还必须要注意一些生活细节问题。比如锻炼的时间不要太早，最好能够等到太阳出来以后，9:00～10:00是比较合适的，因为凌晨到早晨是发病率最高的时间段，尽量要避开；另外不要用冷水洗脸，以免冷水刺激诱发心绞痛；洗衣服、洗菜做饭的时候，也不要长时间把手泡在冷水里，最好能够使用温水。

总而言之，心脏问题我们千万不能忽视，不管是从日常生活的细节上，还是饮食、运动方面，都要重视心脏的养护。

4. 按压神门穴，一剂最好的安心方

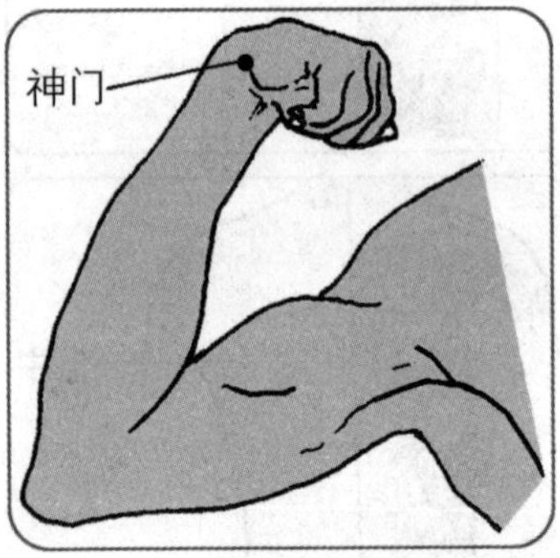

一些年轻的朋友，特别是工作压力大的人，他们总是说自己睡得不踏实。要么刚刚睡一会儿就醒了，之后有很长一段时间睡不着；要么就是到了半夜无法入睡，刚刚睡着可能就被各种可怕的梦惊醒了；要么就是一整夜都处于半睡半醒、迷迷糊糊的状态。

以上所有的症状就是失眠，中医称之为“不寐”。通常而言，年轻人出现这个症状主要是心失所养，心神不宁引起的。

在中医里，心脏不是解剖意义上的一个单独的器官，它是统摄五脏六腑、主宰一身神明的“君王”。《黄帝内经》中说：“心者，君主之官也，神明出焉。”心藏神明，如果神明藏不住，那么就会出现半睡半醒、大脑昏沉、思虑不清、神思恍惚的状态，也就是我们

经常所说的心气不足、心失所养。

一旦心神不宁，就会引起失眠。如果长期失眠，自然就会出现记忆力衰退、健忘等情况。

如果是为了改善失眠而吃了很多药，但是却又没有什么明显效果的话，建议患者经常按摩手少阴心经上的神门穴。

神门穴位于腕部，腕掌侧横纹尺侧端，尺侧腕屈肌腱的桡侧凹陷处。这一穴位与心经内的经脉相通，只要我们充分刺激它，就可以扶正祛邪，宁心安神，治疗心失所养、心神不宁引起的失眠健忘，就能够收到补益心气、养心安神的效益。

5. 按摩心包经，保护心脏功能

洗漱完毕之后，距离睡眠还有一段时间，可以做做简单的活动，按揉按揉心包经，使血液流速加快，气血更加畅通，然后在最短的时间内进入睡眠状态。那些令人情绪激动的电视节目或者娱乐活动，应该敬而远之。

心包经在两手臂里侧，从胸中开始，一直向上走，之后出现一个分支，达到距离腋下三寸的地方，持续向上，绕过肩膀，沿着手臂的里侧向下，通过掌心，达到中指指端，而此穴就在手臂里侧的中线上。在按揉心包经时，可以从上向下进行捏揉，大致顺序为，上臂、前臂、手腕、手掌、中指指端。可以用大拇指来揉，也可以用鱼际部位来揉，推荐中老年人用鱼际部位来按揉，因为此部位的力度大一些，在揉的过程中，感觉会比较轻松、柔和。

心脏功能较弱的人最好能在睡觉之前按摩心包经，可以对心脏起到很好的保健作用。在整个按揉期间，力度要掌握好，动作要柔缓，若是在揉捏到某一点时，出现了疼痛的感觉，就要小心了，这就是“阿是穴”。阿是穴不是一个固定的穴位，又被称为压痛点、天应穴、不定穴等。中医认为“通者不痛，痛者不通”，按压处产生了不同于他处的疼痛感，说明此处出现了阻塞，所以，在出现这一状况时，一定要对疼痛处多加按摩，这样便可将此处疏通。

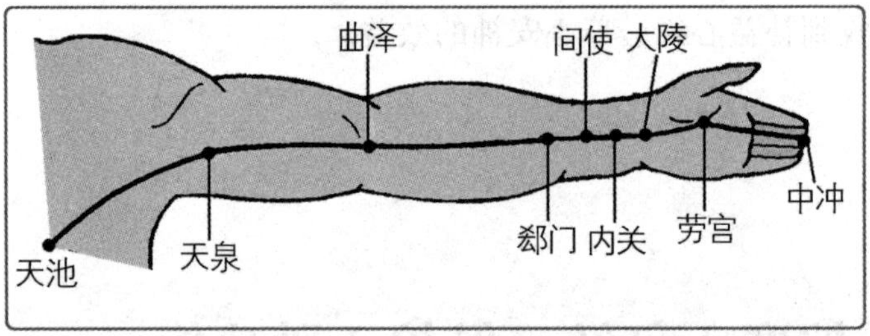

在心脏保健方面，极泉穴不属于手厥阴心包经，而是位于手少阴心经上，也可以对心脏病起到很好的防治作用。它位于腋窝顶点，腋动脉搏动处，对其进行按摩，可以预防冠心病、肺心病，还可以改善由颈椎病导致的上肢麻木症状。在心绞痛发作时，对此穴进行按摩，可以缓解症状。在按摩时，可用一定的力度点按穴位，直到产生微微酸胀感，然后向两侧拨动，手指的力度不变。通常，在按摩后会有一种麻木感沿着手臂向下传递到手指。

此外，还有一个更方便按摩的穴位，即中冲穴。此穴位于中指指端的正中，在按摩时采用拇指指尖掐按的方式，随时随地都能进行。

二、夏季进补，讲究“清”和“苦”

1. 碱性食物，夏季均衡膳食必选

夏季炎热，人体出汗多，水分和矿物质流失大，同时人体活动增加，对能量的需求也增多。因此，应注意膳食营养摄入的均衡性。

人体正常状态下，机体的pH应维持在7.3～7.4，略呈碱性。夏天人体新陈代谢旺盛，体内产生的酸性废物较多，容易形成酸性体质，容易引发疾病。所以，此时特别需要注意多进食碱性食物，以保证人体正常的弱碱性。

对于酸碱性食物的区分，大家可能都存在错误观念，以为靠舌头品尝、以味觉来判定是酸味或涩味；或取石蕊试纸，按理化特性，看其颜色的改变，变蓝为碱性，变红为酸性；或以平日饮食之经验来区分，以为柠檬、醋、橘子、苹果等食物口味偏酸，因此属于酸性食物。其实食物的酸碱性，取决于食物中所含矿物质的种类及含量。

碱性食物包括新鲜蔬菜、水果及鲜榨果汁，它们可以为人体供给各种营养素，值得夏季多多进食。而各色汽水、酒类、牛奶和奶制品，含糖分的甜品、点心及肥肉、红肉等，大多属于酸性食品，不宜过多食用。

总之，夏季气温高，人体汗液分泌旺盛，水分流失比较大，因此必须及时补充水分。

2. 粗粮，身心的“守护神”

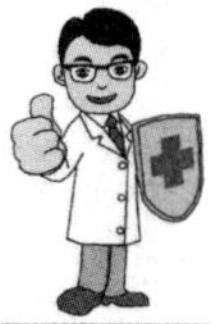

随着时代的进步、科技的发展，食品加工工艺也越来越高，米面的加工也就越来越精细，色泽也称得上是精美。口感细腻的食物固然称得上是美味，尤其是超市中那些经过精致包装的食品，更是吸引了众多人的眼球。殊不知，正是这些经过精细加工的食物夺走了本该属于我们的营养物质，让我们的胃肠变得越来越娇嫩。

很多女性朋友在挑选食物的时候，总是喜欢选择那些看上去精致、口感细腻、做工精美的，而对于颜色比较暗淡的粗粮制品却表现得不屑一顾。其实，这样做对自己的胃肠是很不负责任的，不能一味地追求口感，最重要的是食物的营养价值和保健功效。

精细的食物不需要胃肠太多的动力就能够消化、吸收，久而久之，我们的胃肠就会出现阳气不足的现象，功能也会衰退。胃肠蠕动缓慢，会导致食物在肠道中的停留时间过久，进而出现燥热内结的现象，形成便秘。所以，食物越精细，肠道就越容易出现问题。

在《黄帝内经·素问·脏气法时论》中有这样的记载：“五谷为养，五果为助，五畜为益，五菜为充。”也就是说人将五谷当作主食，将五果作为辅助，五畜和五菜作为补充。而在《黄帝内经·灵枢·五味》中还有这样的说法，“五谷：糠米甘，麻酸，大豆咸，麦苦，黄黍辛”，也就是说，在五谷之中，糠米味甘，麻味酸，大豆味咸，麦味苦，黄黍味辛。由此可见，人吃了五谷才能达到五味调和，才能对身体有利。这里所指的五谷就是我们平时所说的小米、高粱、水稻和豆类，大米和小麦是人们经常食用的谷物，小米、高粱和豆类属于粗粮一类。我们经常吃一些粗粮才能够保证五味俱全，胃肠才会更健康。

既然粗粮对我们的胃肠有这么多的好处，是不是应该将精细的谷物抛到一边，只吃粗粮呢？其实，粗粮虽然好，但是在吃的时候也要注意以下几个问题。

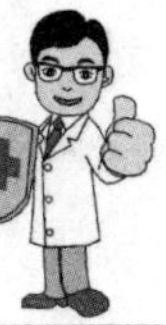

◉ 注意粗细搭配

多数粗粮虽然营养丰富，但是不容易消化，吃得太多容易造成胃肠负担。所以粗、细粮要搭配着吃，这样既能够促进胃肠的蠕动，还能保证营养物质摄入的全面。搭配的时候，细粮的比例要稍大一些。

◉ 粗粮细吃

对于胃肠功能不好的女性朋友来说，吃粗粮对胃肠的负担是很大的。所以，在加工制作的过程中一定要注意，最好将粗粮熬成粥，或磨成粉做成糕点，这样更容易消化。

◉ 粗粮的选择

粗粮的种类有很多，选择的时候可以根据自身的需要来决定。玉米性平味甘，能够补中开胃、宁心安神、清湿热、利肝胆，对于女性调理胃肠是非常有好处的，同时还能够延缓衰老。如果是鲜嫩的玉米，可以直接煮熟食用；如果是老一些的玉米，可以磨成粉末状，熬粥或做成各种玉米糕点。经常食用玉米，能够很好地防止便秘现象的发生。

燕麦性平味甘，具有益脾养心的功效，而且营养价值非常丰富，经常食用燕麦片或燕麦面包有减肥塑身的功效。

黄豆性平味甘、有健脾利水、养血补虚的功效。将黄豆磨成豆浆或同其他豆类熬粥，都是很好的食用方法。

高粱性温味甘、涩，具有温中利气、止泻的功效，可以磨成粉做成各种食品，如面卷、煎饼、蒸糕、年糕等，也可直接熬成高粱粥。

经常食用粗粮，对于女性的健康来说是必不可少的，能起到调理胃肠、补益身体的作用。如果不想自己在家中烹调，也可以到超市买一些粗粮面包作为早餐，或是粗粮干粮，冲上一杯燕麦粥，也是很不错的选择。

3. “夏日吃西瓜，药物不用抓”

西瓜又叫水瓜、寒瓜、夏瓜，堪称“瓜中之王”，因是汉代时从西域引入的，故称“西瓜”。它味道甘甜、多汁、清爽解渴，是一种营养丰富、食用安全的食物。西瓜能解渴生津，解暑热去烦躁。

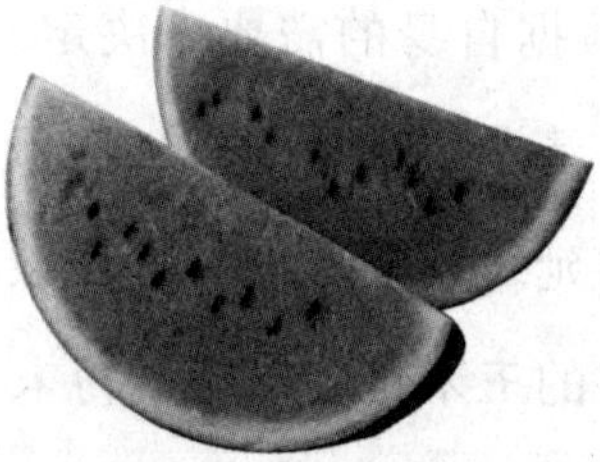

我国民间谚语云：夏日吃西瓜，药物不用抓。说明暑夏最适宜吃西瓜，不但可解暑热、发汗多，还可以补充水分。

西瓜还有“天生白虎汤”之称，这个称号是怎么来的呢？白虎汤是医圣张仲景创制的主治阳明热盛或温病热在气分的名方。该病以壮热面赤、烦渴引饮、汗出恶热、脉象洪大为特征，一味西瓜能治如此复杂之疾病，可见其功效不凡。

《本草纲目》中记载，“西瓜性寒味甘；清热解暑、除烦止渴、利小便”。西瓜含有的瓜氨酸具有很强的利尿作用，是治疗肾脏病的灵丹妙药，对因心脏病、高血压以及妊娠造成的水肿也很有效；吃西瓜后尿量会明显增加，由此可以减少胆色素的含量，并可使大便通畅，对治疗黄疸有一定作用。

新鲜的西瓜汁和鲜嫩的瓜皮还可增加皮肤弹性，减少皱纹，增添光泽。因此，西瓜不但有很好的食用价值，还有很经济实用的美容价值。

西瓜除了果肉，其皮和种子中也含有有效成分。比如，治疗肾脏病可以用皮来煮水饮用，而膀胱炎和高血压病患者则可以煎煮种子饮用。但是，西瓜性寒，脾胃虚寒及便溏腹泻者忌食；含糖分也较高，糖尿病患者当少食。

西瓜中含有大量的水分，在急性热病发热、口渴汗多、烦躁时，吃上一块又甜又沙、水分充足的西瓜，很快就觉得舒服些。

西瓜粳米大枣粥

【原料】西瓜皮 50 克，淡竹叶 15 克，粳米 100 克，大枣 20 克，白糖 25 克。

【做法】

①将淡竹叶洗净，放入锅中，加水适量煎煮 20 分钟，去竹叶；

②把淘洗干净的粳米、切成碎块的西瓜皮及大枣同置锅中，煮成稀粥后加入白糖即可食用。

【功效】清热解暑、除烦止渴。

4. 夏季吃姜，非常有益健康

夏天多吃姜可以养生，主要是因为生姜当中的姜辣素会刺激胃肠的黏膜，可以帮助人体更好地消化、吸收食物中的营养，而且还能够对心脏和血管有一定的刺激作用，让心跳加速，促进血液的循环，加速毛孔的排汗，所以对于夏季防暑是有一定好处的。但是，“夏吃姜”的养生方法也要因人而异。

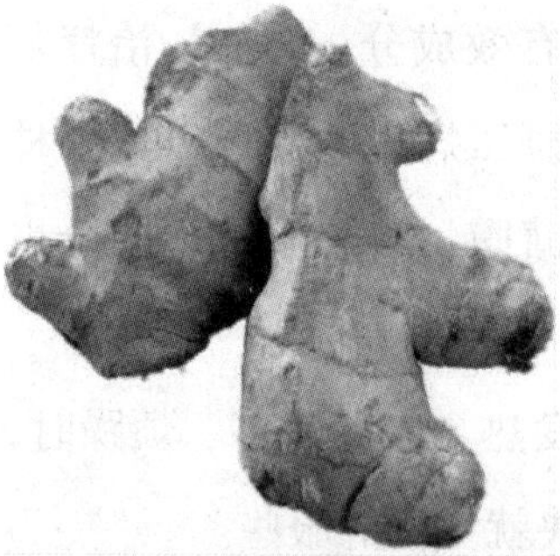

中医认为，人的体质是有寒热之分的。热盛的人经常感到身体有各种热的表现，这类人不宜吃姜，而应该多吃寒凉的食物。而寒气盛的人经常会感觉怕冷，在晚上入睡之前喝一碗姜汤，就可以起到很好的驱寒效果，暖身安眠，平时也适宜多吃一些温热的食物。

其实，我们每个人的体质到底是寒性还是热性，也不是绝对的，我们还要经常根据自己的身体表现来调节饮食。

对于平和体质的人而言，适宜在白天阳气旺盛的时候要多进行活动，温补性质的食物吃下去可以帮助阳气生发，可以摄入适当的阳性（温性）食物，例如生姜等。

等到了晚上阴气逐渐旺盛，阳气收敛起来，在这个时候，如果我们摄入了过多的温热食物或者是补品，则会影响睡眠以及身体的新陈代谢，非常不利于机体的恢复。

生活中有很多人在食用生姜的时候，总是习惯将姜皮去掉。其实，连同姜皮一起吃反而更有利于预防上火问题。

中医认为，生姜味辛性温，具有发汗解表、止呕解毒的功效。而生姜皮味辛性凉，具有利水消肿的功效。

所以，当我们用生姜来治疗疾病的时候，到底是否需要去掉生姜皮，还要根据具体情况来定。比如风寒感冒或者脾胃虚寒引起的呕吐、胃痛等，喝生姜红糖水是可以起到缓解作用的。而此时最好把生姜皮去掉，因为生姜皮有碍于生姜充分发挥其辛温解表的作用。如果是治疗一些热性疾病或水肿，比如便秘、口臭等，最好单独吃生姜皮，而不要用整个生姜。

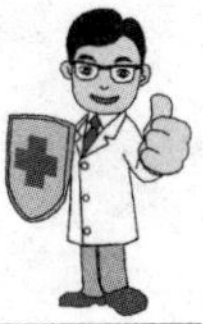

5. 保肝补血，就找三七花

三七花也叫田七花，为三七全株里面三七皂苷含量最多的部分，性凉，三七最擅长的是活血、止血，有清热、平肝、降压之功，适用于头晕、目眩、耳鸣、高血压、急性咽喉炎等症，还可清热消炎，治疗口腔炎、咽喉疼痛、心肝火旺等症。

多数男性都饮酒，虽然他们也知道喝酒会伤肝，但却难以控制自己的嗜好。不过，有调查发现，经常食用三七的饮酒者患肝病的概率会大大降低。

三七与人参花口味相似，但三七的功效比人参花高很多，由于两花外形相似，因此市场上常常用人参花冒充三七。两花最大的不同点就是：人参花性温，三七花性凉。人参花主要功效为强心补肾，三七花主要用于清热、平肝、降压。

平时喝些三七花茶能够帮助人体减轻压力，预防心血管疾病，还可促进睡眠。常饮三七花茶还能够治疗高脂血症、心血管疾病。对于中老年男性朋友来说，经常饮用三七花茶不但能够降血压、降血脂、防失眠，还可抗癌、抗衰。此外，三七花茶还可治疗肝风上扬引发的心脏不适，如胸闷、心律不齐、心脏刺痛、期前收缩等症。

三七花本身几乎没有毒副作用，可放心服用。但是三七花适合单味服用，不宜与其他花茶同用。虚寒体质的男性朋友忌食三七花，因为三七花属凉性。

下面就来为男性朋友们推荐几种保肝补血的药膳。

三七花茄汁香蕉

【原料】香蕉500克，干三七花末5克，番茄汁150克，全蛋淀粉、白糖、油、盐、苏打粉、湿淀粉各适量。

【做法】

将香蕉去皮后切成滚刀块，均匀地涂抹好全蛋淀粉、苏打粉、盐；干三七花末泡软；将锅置于火上，倒入适量油，油温烧至六成热时，放入粘裹好的香蕉块，炸至外皮酥脆、呈金黄色时捞出，滤掉余油；锅中留底油，放入番茄汁、白糖、三七花末翻炒，等到白糖熔化后，用湿淀粉勾芡，最后放入炸好的香蕉块，翻炒均匀即可。

【功效】清热平肝，消炎降压，润肺止咳，开胃滑肠。

三七花煮鸡蛋

【原料】三七花10克，鸡蛋2个。

【做法】

将清洗干净的三七花和鸡蛋一起放入锅中熬煮至熟，捞出，敲碎蛋壳，继续放到锅中煮半小时左右即可。

【功效】平肝凉血，镇定安神。

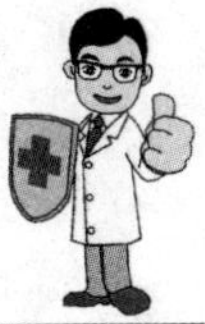

6. 鲈鱼，肝肾同治之佳品

肝肾之间是木与水的关系，肾水能够涵养肝木，水充，木才可荣；水亏，木就会槁。木之生机的根本就在肾水上，滋补肾水能够涵养肝木，因此临床上通常将肝肾同治。

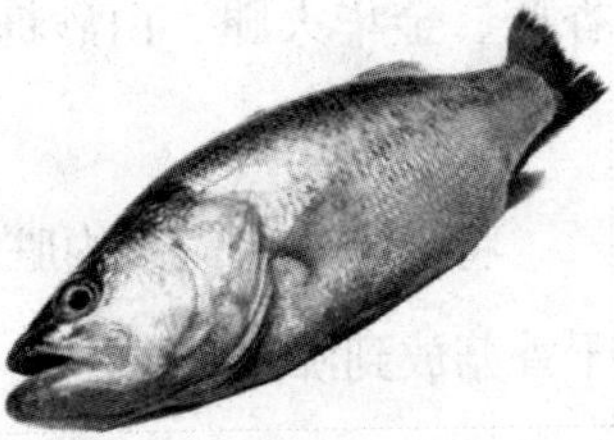

肝之经脉绕阴器，和肾主生殖间关系密切。慢性肝炎患者通常伴随着腰膝酸软、关节疼痛、头晕耳鸣、双目干涩、卧寐不安、阳痿遗精等症，均与肝肾亏损有关。想要保持肝性正常，必须柔养肝体，柔肝之法和滋补肾阴的方法密不可分，这也体现出肝肾与阴血方面密切的生理、病理关系。鲈鱼就是非常不错的肝肾同补之品。

鲈鱼中富含蛋白质、维生素 A、B 族维生素、钙、镁、锌、硒等营养物质，有补肝肾、益脾胃、止咳化痰之功，非常适合肝肾不足的患者食用。鲈鱼也叫花鲈、鲁鱼、鲈板、花寨、鲈子、卢鱼等。鲈鱼主要分布在大西洋西部，我国黄海、渤海较多，是常见的经济鱼类。每年的 10 ~ 11 月份是盛渔期。

鲈鱼肉质细嫩，味道清香，营养价值非常高。此外，鲈鱼中富含铜元素。铜可维持神经系统功能正常，同时参与各种物质功能发挥。所以，铜元素缺乏的朋友也可通过吃鲈鱼补充。

《本草经疏》中有这样的叙述："鲈鱼，味甘淡气平与脾胃相宜。肾主骨，肝主筋，滋味属阴，总归于脏，益二脏之阴气，故能益筋骨。脾胃有病，则五脏无所滋养，而积渐流于虚弱，脾弱则水气泛滥，益脾胃则诸证自除矣。"而《本草纲目》中也说鲈鱼可"益脾胃、补肝肾"，由此更加肯定了鲈鱼肝肾同补之功。

下面介绍几种鲈鱼肝肾同补的膳食食谱。

蒸鲈鱼

【原料】海鲈鱼1条，葱、姜、红花椒、蒸鱼豉油、花雕酒、干香菇、金华火腿、白砂糖、盐各适量。

【做法】

将海鲈鱼去鳞和内脏后清洗干净，两侧分别划四五刀，控干水分；干香菇放到沸水锅中泡发；姜清洗干净后切成丝；葱清洗干净后一半打成葱结，塞到海鲈鱼腹中、口中，另一半切成末；金华火腿切成片，塞到海鲈鱼两侧开缝中；取适量花雕酒、香菇水、盐、白砂糖、蒸鱼豉油、葱末、红花椒放入碗中，调成蒸鱼酱汁；将处理好的海鲈鱼放到盘子里面，香菇放到海鲈鱼上面，蒸鱼汁撒到香菇上；将锅置于火上，倒入适量清水，水沸后，放入海鲈鱼蒸7~10分钟即可。

【功效】补肾益肝。

炖鲈鱼

【原料】鲈鱼1条，附子15克，姜、葱、盐各适量。

【做法】

将鲈鱼清理干净后沥干水分；葱、姜清洗干净后切成末；将附子放到锅中煎汁，过滤取汁，用煎得的汁煮鲈鱼，加入适量葱末、姜末、盐炖煮至熟即可。

【功效】味道鲜嫩，易被消化、吸收，能够缓解腰腿酸痛。

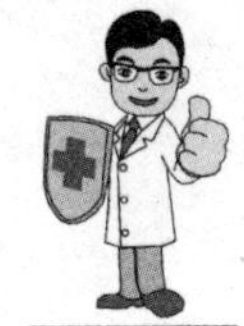

三、生活起居养好阳，才能不生病

1. 走出夏天生活习惯误区

相信很多人在炎炎夏季都会喝冷饮、吃冰镇西瓜，使身体感觉凉爽。但在夏季的时候人们也很容易出现各种不适，如腰酸背痛、腹泻、腹痛、腿脚容易抽筋等。这些不适都是由于我们夏季有太多不健康的习惯造成的。

◉ 空腹吃冷饮

天气炎热，很多人都难以抗拒冷饮的诱惑，如果整个夏天空腹吃冷饮的现象比较频繁，就会使我们的体质偏“虚寒”，同时，低温会干扰我们胃肠的正常蠕动，还会刺激胃黏膜分泌一种叫“压力激素”的物质，导致我们的自律神经失调、血压上升。而且，很多冷饮都是用各种添加剂勾兑而成，长期食用就会导致各

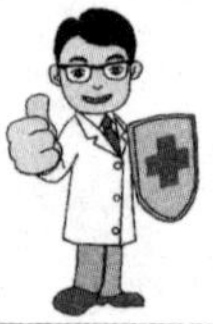

种疾病，不利于身体健康。

◉ **入睡开风扇**

入睡后如果开着风扇就会降低人体的血液循环速度，同时降低人的抵抗力。整夜开着电风扇睡觉还容易着凉，导致感冒、发热等。

◉ **睡觉时袒胸露腹**

睡觉时如果袒胸露腹，会导致腹泻腹痛。所以不管天气多热，都要将胸部和腹部盖上东西，以免生病。

◉ **用凉水擦席子**

很多人都认为用凉水擦席子能够让温度降得快些。其实，夏季人体极易出汗，凉席本身有一定的湿润度，此时再用凉水擦席子，就会使凉席成为各种微生物滋生的场所。

◉ **睡前大量运动**

平时多运动有改善睡眠的作用，但不能等到夜深人静时才进行运动，否则会使我们的体温上升，促进肾上腺素的分泌，使人兴奋难以入睡。

◉ **睡地板**

不少人为了一时凉爽就在水泥地或潮湿的地板上铺点东西就睡了，这样非常容易受湿气和寒邪的侵袭，进而引发风湿性关节炎、腰酸腿疼、眼睑水肿等，对身体的伤害非常大。

◉ **水果的摄取量过多**

多吃水果确实对人的身体有益，尤其是在夏季，但是，大吃特吃，也并不是件好事。比如：西瓜是夏天最常见的水果，有些人可以一次吃半个西瓜，但西瓜属寒性，摄入量过多会导致腹泻；荔枝摄入过多会上火……

◉ 喝水速度过快

夏天温度高，体内水分的流失速度也会加快，于是大家就会迅速而大量地饮水。如果喝水速度过快，水分进入血液的速度也会加快，血液会被稀释，血量也会增加，对心脏会有一定的损害。

◉ 冷水浴

夏季时，人体的毛孔处在“张开”的状态，冲冷水澡会使我们全身的毛孔迅速闭合，热量不能散发，滞留在体内，引起各种疾病。

◉ 晨练时间太早

夏季昼长，很多人会在早晨五六点钟进行晨练，这样是不科学的。在早晨六点以前，空气中的污染物不易扩散，是污染的高峰期。而此时又没有光合作用，周围的绿色植物不但不会释放氧气还会积聚二氧化碳，不利于人的身体健康。

夏季如果饮食不当，对我们身体的损害是很大的。所以我们一定要培养自己健康的饮食、生活习惯，将外界对我们身体的伤害降到最低。

2. 夏季要保足阳气，注意防湿

夏季天气炎热，很多人穿得少、吃得凉、吹得冷。容易患上湿热证。湿热的诱因主要有两个：内因，先天不足，体质因素导致身体中的湿热较重；外因，饮食无忌，喜欢吃生冷，过寒就会伤脾胃。其实，即使是炎热的夏季也不能大量吃生冷之品，否则会伤及身体中的阳气，诱发脾肾阳虚，运化不足，身体中的湿热无

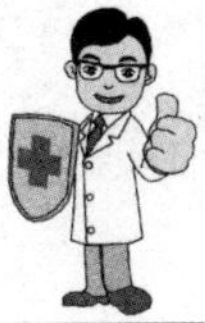

法运化，湿热积聚，郁而成湿，久而化热，身体就会表现出湿热症状。

此外，中医认为脾和湿相应，而夏季是健脾的重要时节，不注意保护脾胃，或者不注意防湿，暑湿就会伤及脾胃，出现脾胃湿热症。人体受到湿热侵袭就会出现湿热相蒸，表现出青春痘、头发油腻、脱发、中暑、头昏、热痢等。时间一久，湿热结伴，相互蒸腾，就会损伤五脏六腑，表现出全身不适。因此，暑夏季节不但要注意防暑降温，还应当注意健脾养胃、除湿邪。

为了避免湿热伤身，夏季应当注意少吃冷饮，不要因为怕热而贪凉，可以反其道而行之，比如吃些葱、姜、蒜，喝些温的淡茶水，既能保护我们的脾胃，又能避免过冷而湿邪伤身。

晚上睡觉的时候不能冲着风口，还应当注意盖好被褥，所穿的衣服一定要干燥，能吸汗、宽松、舒适。避免睡潮湿的屋子，被褥要勤洗晒，不要坐在露天的木头上，因为露天木头表面看着干燥，经太阳一晒就会散发潮气，坐久了会诱发皮肤病、痔疮、风湿性关节炎等。

饮食上尽量避免吃肥甘生冷之品，多吃清淡、容易消化吸收的食物，若脾虚湿困，可以采用健脾法祛湿，吃些健脾食物，如莲子、芡实、鸭子等；或是吃些祛湿食物，如薏苡仁、莴笋、扁豆、冬瓜等。

总之夏季防湿应当从生活的细节着手，还可每天晚上睡觉以前用热水泡泡脚，能有效防治湿热缠身。

3. 保持良好排便习惯，健康排体毒

老年人便秘主要是缺水和粗纤维所致，应当注意多喝水，进食粗纤维食物以及新鲜果蔬，可以适当吃些香蕉、红薯等促进排便。

一般来说，便意是在早餐之后产生的，是胃壁因食物诱发的刺激，促进大肠蠕动，将大便送入直肠，于是就出现了直肠反射，产生便意。产生便意后要立即去厕所，不能忽略便意，这个时候畅快地排便很重要。

不过也有人早晨刚醒来就有便意，主要是因为胃对结肠反射比较敏感，在早晨醒来之后稍微活动身体，使得胃壁受到刺激，大便就会迅速进入直肠。

如果是清晨起床没有便意或者没有排便习惯者，为了防止诱发痔疮，最好养成早晨排便的习惯，这对于痔疮的防治来说有着重要意义。

生活中，很多老年人受便秘困扰，表面上便秘并不是什么大问题，但如果老年人的长期便秘得不到改善，久而久之就会形成顽固性便秘，危害身体健康。

宿便堆积在肠道之中，会产生各种毒素，毒素淤积在肠道之中反复吸收，会随着血液循环进入身体各个部位，诱发一系列症状，如食欲不振、睡眠不佳、精神紧张、口臭、面色晦暗、精神萎靡等。高血压病、冠心病的老年人患上便秘之后会严重威胁生命安全，因为这些老年人很容易在排便的过程中突发脑血管意外，冠心病加重，甚至死亡。

老年人如果连续一段时间排便次数减少，每次大便干硬或每次

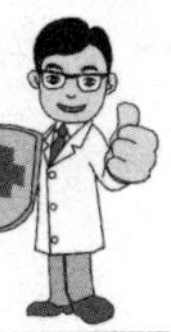

只能排出一点，存在排便不全的残余感，伴随着腹痛、腹胀，甚至出现食欲下降、恶心呕吐等症，就要提高警惕，可能已经患上了顽固性便秘。

以下推荐几个穴位按摩缓解便秘的方法。

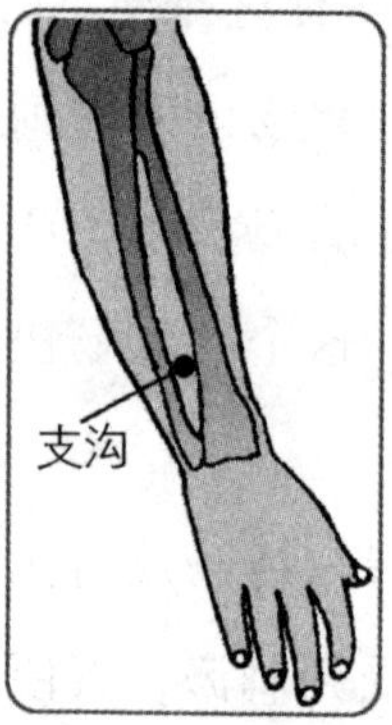

◉ 按摩支沟穴

支沟穴为手少阳三焦经上的穴位，是三焦经之火穴，能宣泄三焦之火气，预防肠燥便秘。

支沟穴位于前臂背侧，当阳池穴和肘尖连线上，腕背横纹上 3 寸；伸臂俯掌，尺骨和桡骨间，与间使穴相对处。

按摩此穴可促进脾胃运化，确保三焦气血之运行，排除内在隐患。

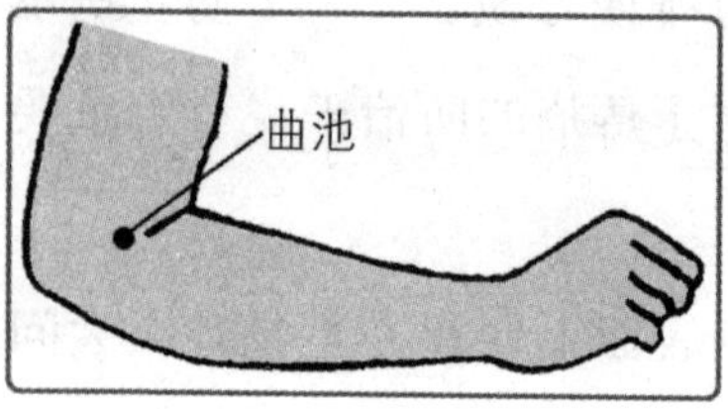

◉ 按摩曲池穴

曲池穴是大肠经上的穴位，是经气聚集成池之处，可以扑灭体内的火气，清热泻火之功较强，还能为大肠提供源源不断的水源。

患者应采用正坐，侧腕取穴姿势，曲池穴位于肘部，曲肘时横纹尽处，即肱骨外上髁内缘凹陷处。

◉ 按摩腹部

通过在腹部做画圈按摩，将中脘穴、天枢穴、大巨穴联系在一起。

中脘穴位于脐上 4 寸处，天枢穴位于肚脐旁开 2 寸处，大巨穴位于天枢穴下 2 寸处。

按摩的方法非常简单，躺在床上或椅子上，弯曲膝盖，放松腹部，之后从中脘穴开始，沿顺时针方向转动，至左侧天枢穴，之后到左侧达巨穴、右侧大巨穴、右侧天枢穴，最后回到中脘穴，一次按摩结束。

保持良好的排便习惯，不仅有助于身体毒素的排出，还能促进身体健康。那么排便的时候要注意哪些问题呢？

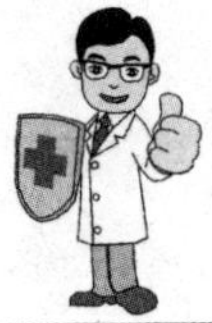

◉ **不要忽视便意**

现代人的生活节奏比较快，很多人常常忍着便意，或因为来不及排便，或因为找不到厕所而强忍便意，这是非常不好的习惯，应当尽量减少抑制便意的做法，防止因条件反射消失而诱发的便秘。

◉ **集中注意力**

排便的过程中将注意力集中到排便上，坚持不做看书、报、手机等可能会分散注意力的事，以免心不在焉。长时间蹲坐排便，不知不觉中排便的感觉就会消失，如厕的时间过久，易诱发肛肠瘀血，进而发展成痔疮。痔疮与便秘常常同时出现，互为因果，恶性循环。

◉ **保持良好的排便姿势**

蹲便的时候，肛门周围肌肉放松，腹压变大，利于顺利排便。坐便的时候，马桶高度应当以大腿保持半屈状态最佳，若身高不足，可以在脚底垫个矮凳。心脑血管疾病患者用力排便时易诱发心肌梗死、脑卒中，宜选择坐便，排便之后应当缓慢起身。

◉ **合理安排排便时间**

经常便秘者，一定要注意合理安排排便时间，养成规律的排便习惯，有便意时及时排便，即使没有便意，也应该定时排便，时间通常不超过5分钟，实在排不出也不用勉强自己排便。如果第一天排不出大便，第二天也要坚持按时排便，久而久之，自然能逐渐形成正常的排便条件反射，养成良好的排便习惯。

良好的排便习惯应当坚持下去，一旦因排便习惯问题而出现便血、疼痛等肛肠症状，应当及早就诊、积极治疗，千万不可拖延疾病。

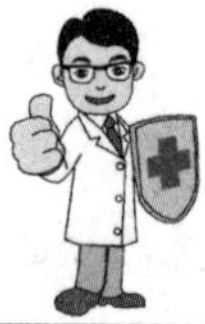

4. 睡前饮食不注意，难以睡个安稳觉

中医上有云：“胃不和，则卧不安。”意思就是说，若一个人饮食不当，就会导致脾胃功能失调，诱发失眠。脾胃功能失调，胃气不和者会表现出腹痛、腹胀等现象，甚至会恶心、呕吐，或大便异臭、便秘。

胃部不适，则睡眠不安，对于此类睡眠问题，服用助眠药通常是没有什么作用的，只有“胃和”，才能“寐安”。所以日常生活中一定要注意饮食均衡，避免过食油腻、高糖食物。

晚餐尽量吃七八分饱，临睡前3小时内不宜进食，以免到睡觉的时间还未将食物消化掉，影响正常的睡眠。特别是老年人，更应该远离那些高油脂肉类、甜腻糕点、质地坚硬之品。饭后不能立即躺在床上睡觉，稍微活动一下，利于消化。

随着人们生活水平的提高，对营养、健康越来越重视，很多人在煲汤时都喜欢加入些补药，补药虽然好，可并非适合所有人。比如，南方气候炎热，不可随便服鹿茸、人参等补药，否则会导致失眠、烦躁等。

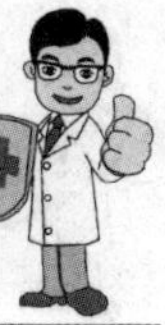

吃很简单，可是要吃得合理却并不容易。吃得好，吃得当，才能得健康；可若吃得过多，吃法不当，就会牵扯出诸多健康问题，会对胃肠造成负担，进而影响到睡眠质量。

“胃不和则寐不安”的典型病例如下：中焦湿热，因中焦湿热而“胃不和则寐不安”导致的神经衰弱，主要为外感湿热、饮食无节制，过食肉类、酒类、糖等，使脾胃出现湿热所致。痰浊内扰，因痰浊内扰而“胃不和则寐不安”导致的神经衰弱，主要为情志郁结、气郁生痰、积湿生痰所致。胸膈郁热，因胸膈郁热而“胃不和则寐不安”导致的神经衰弱，主要为心胸热邪所致。食滞胃脘，因食滞胃脘而“胃不和而寐不安”导致的神经衰弱主要为饮食无节制、食物在胃中积聚无法消化、胃气上逆所致。腑实肠壅，因腑实肠壅而“胃不和则卧不安”导致的神经衰弱，主要为过食辛辣，胃热和情志郁火一起，大肠液亏损、失调，传导阻滞所致。中焦痞结，中焦痞结而“胃不和则卧不安”导致的神经衰弱，多因脾胃虚弱、寒热所致；或误下伤中，阴阳、升降失调，寒热互结所致。中土阴虚，因中土阴虚而“胃不和则卧不安”导致的神经衰弱，主要为胃病太久，内部燥热，损津耗液；或胃阴不足、浸亏液少所致。中焦虚寒，因中焦虚寒而“胃不和则卧不安”导致的神经衰弱，主要为身体中阳气不足，或过食生冷，干扰胃功能所致。这些因素都会导致胃不和，进而诱发睡眠不良，因此，若想要拥有高质量睡眠，就要保证我们的胃“舒适”。

四、夏日运动，注意一个“轻”字

1. 运动“挥汗如雨”，注意保护阳气

研究表明，运动能够刺激脑内啡等化学物质的分泌，降低肌肉紧张，减少失眠，还能够使人产生愉悦感。能够预防心脑血管疾病、缓解失眠、抑郁等症状。其实这些运动的好处，大家多多少少都了解一些，可一提到持之以恒的运动似乎就是个难题了，很多人都会说：“哪有那么多时间去锻炼啊？”

如何克服惰性成了坚持运动的关键问题，其实只要我们把运动融入生活中来，持之以恒便不是什么难事了。

生活中的运动随处可见，比如整理房间、打扫卫生等。平时可以多花些时间来做家务，这样既可以保持卫生，保持好心情，又可以在不知不觉中锻炼身体。如果向着这个方向进行锻炼，你就会发现坚持运动没有你想的那么难。

我们可以从日常行为的细节入手，加强运动力度。

◉ 广告时间动起来

忙碌了一天以后，我们习惯吃完东西躺在沙发上或床上看电视，当节目中插进广告时，不妨利用这个时间，蹬 20 下“自行车”、做 20 个“仰卧起坐”或者是坚持几分钟“坐位体前屈”，每次广告时都重复上述操作，能够起到很好的效果。

◉ 多走几步路

当我们的公司与家里相距不远时，我们尽量选择步行或骑自行车往返。如果我们从超市购物回家东西比较多，可以分几次放到厨房内，这样做能够消耗更多的热量。

◉ 时常“捡东西”

如果有东西掉在地上，我们要及时捡起来，可以增加我们做蹲起动作的机会。

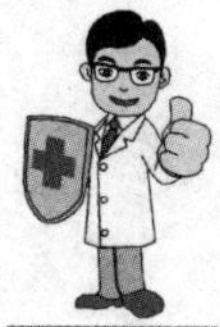

◉ 多爬楼梯，少乘电梯

爬楼梯是日常运动中很不错的一种，能够锻炼我们全身各部位的肌肉。

◉ 吃东西时要运动

将食物放在厨房内，这样就需要走过去拿食物，吃东西前先绕着屋子走一两圈，有助于增加热量的消耗。

◉“小动作” 多一些

平时工作时，时常更换坐姿、伸伸懒腰、抬抬腿、整理一下文件等，都是不知不觉中的运动。

◉ 坐姿锻炼

平时坐在座位上要注意挺胸抬头、收紧腹部、脚尖绷直，可以锻炼小腿肌肉，还可以收减腹部。

◉ 刷牙时注意收腹提臀

我们可以利用刷牙的时间做这个动作，早晚都要重复，时间久对体型的塑造有明显效果。

◉ 亲自动手

买回的菜、肉，尽量不要用机器进行处理，要自己择好、洗好、切好，能手动做的就尽量自己亲手去做，增加运动的机会。

◉ **站起来**

每次拿东西时都要尽量站起来，尽量将那些常用的东西放得离自己远一些，增加自己起身的机会。

当然了，除了这些，生活中还有许多细节能够增加我们的运动量，让我们的运动持续起来。这样年复一年、日复一日地坚持下来，我们的体质便会有提高，保持健康也就不是什么难题了。

把运动融入生活，是一件非常简单的事，我们要坚持能坐不能躺、能站不能坐、能跑不能走的原则，从生活中的小事着眼，做到化零为整。也许仅仅依靠一两件小事不足以让我们体会到锻炼的益处，但是时间久了，积累的多了，自己就会明显感觉到身体素质的提高。

不要再把“没时间运动”挂在嘴边了，生活中的运动并不需要我们刻意地去抽出多少时间去做，只需要学会利用那些碎片的时间，比如看电视时的广告时间，或是与那些必需进行的事情同步完成。既不会浪费我们的宝贵时间，又达到了锻炼身体的目的。

生活中的运动无处不在，我们要善于利用这些运动的机会，把它们逐一坚持下来，哪怕只是每天浇浇花草、爬爬楼梯，都是很好的运动方式，不用刻意地去寻找更适合自己的运动。

对于那些生活中的运动，我们需要注意的就是把能拉远的距离尽量拉远，尽量把动作做规范，比如：坐姿要求严格收腹坐直。这样保持规范运动，成效就比较明显，足以让我们达到健康的水平。

2. 30分钟“养生操”，健康过夏季

养生操简单易学，效果显著，而且花费的时间不长，非常受中老年人的喜爱，在中老年人中有很高的接受度。

下面为中老年人介绍几种简单的养生操，平时多练习，养生保健功效明显。

◉ 睡前多举头

具体操作：头部自然后仰，目光垂直向上看的时候，后颈处于相对放松的状态，有助于消除颈椎疲劳。此状态如果能保持2小时，就相当于做了15分钟的颈部按摩。

其实，中老年人可以选择在每晚睡觉时不用枕头，平躺在床上，保持无枕仰卧状态1~2个小时，长期坚持，有助于防止颈椎病的发生。对刚患上颈椎病的人能起到一定的辅助治疗作用。需要注意的是，不要在无枕仰卧时睡着，整晚这样容易落枕。

◉ 没事常抖腰

具体操作：双手呈握拳状，拳心虚空，贴在后腰处，轻轻跳动，脚尖并不离地，有一种脚尖踮起的感觉。双拳不动，全身抖动至腰部微热为止。

有些中老年人的后腰两侧是凉的，便是因为肾虚。养肾要注意保暖，尤其是腰两侧。随着年纪的增长，肾气渐衰，腰部问题也会增多。平时晨练时，中老年人可以通过“抖抖腰”的方式，让肾气渐渐地旺起来。抖腰时，膝关节的抖动带动了全身关节的活动，尤其是脊柱，对养护腰椎也有较好的效果。抖腰能够活动肾气，使体内的阳气生发出来。中老年人缺乏运动，致使体内阴气过盛，阳气

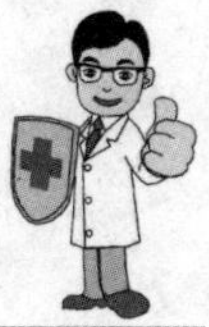

不足，因而出现疲劳、乏力、健忘等症状。不过此运动不适合有膝伤的中老年人。

◉ **单腿后背**

具体操作：挺胸抬头，收腹提臀，脚尖向前并拢；两手叉腰，眼睛平视前方；左腿支撑站稳，右腿向后撤，用脚尖点地，膝关节要伸直，右腿在后脚跟的带动下向上抬起 10 ~ 15 厘米，然后放下，反复练习。

这个动作有助于提高中老年人的腿部和髋部的肌肉力量，可以缓解腰背肌肉的疲劳与酸痛，提高腰部力量和活动能力。对于各种腰部疾病也有康复作用，如腰肌劳损、腰椎间盘突出等。对胃部、小腿肌肉也有非常好的锻炼作用。

◉ **小半蹲**

具体操作：双手叉腰，挺胸抬头，保持直立，膝关节和脚尖向前，两脚分开约 10 厘米，膝关节处向下弯曲，身体向下蹲 10 ~ 15 厘米，坚持 10 分钟左右，每天做 3 次。

坚持 10 分钟后，会感觉到膝关节变酸、变胀、变热，这是因为膝关节产生了大量关节液，能够进入到关节腔中起到润滑、营养、修复的作用。

◉ **踮脚操**

具体操作：双手叉腰，直立身体，脚尖向前，双脚略微分开。抬起足跟，用脚尖支撑身体，坚持 1 ~ 3 分钟，再缓慢放下，整个动作要保持身体平衡。

这个动作是对脚踝的综合锻炼，对于脚垫、糖尿病足等足部问题的康复也有一定的作用。

◉ 腿部拍打操

具体操作：五指并拢，掌心成“碗状”，两臂放在胸前成弯曲状，大小臂弯曲度约为 160 度；拍打的同时膝盖弯曲微微下蹲，先用掌心用力拍打膝盖正面，拍 4 ~ 8 次后，起身还原；按此动作对膝部内侧和外侧再各拍 4 ~ 8 次。

膝关节的血管少，所以我们的膝关节总是凉的，拍打过程中能够加速局部血液循环，提高膝关节能力，对于膝关节出现的不适有缓解作用。还能提高腿部肌肉的力量，强健骨骼。

3. 游泳，做条快乐的“美人鱼”

游泳一直以来都是最受人们欢迎的运动项目之一，正确地进行游泳锻炼，不仅能够给我们带来莫大的乐趣，而且通过力量、耐力、协调性训练，还能够让身体功能协调发展，充分展现游泳运动的流畅和柔美。除此之外，游泳还能够增强心肺功能、体质等。

在工作之余，我们不妨到游泳馆去锻炼一下，缓解身心疲劳。当然，如果你是一个初学者，你就需要先了解一些游泳的基本常识，准备一些必需品。

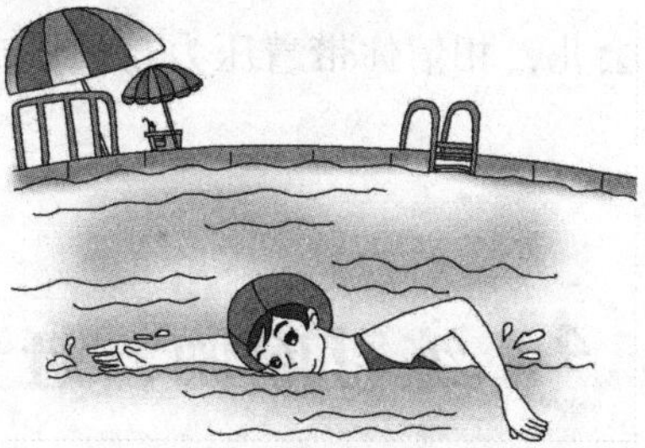

游泳的用具相对比较简单，主要有泳衣、泳帽、泳镜、耳塞、浮漂和鼻夹等。一套合适的泳衣对于游泳者来说是非常关键的，泳衣过大，就容易兜水，从而加大身体的负担和游泳时候的阻力。

泳帽能够有效防止头发的散乱，保护头发，而且还有利于自身和池水的卫生。

泳镜和耳塞主要是为了防止眼、耳进水，避免由于进水而出现的一些炎症。泳镜能够帮助初学者纠正在水中不敢睁眼的不良习惯。

浮漂主要是初学者自备的救生工具，在使用之前应该检查一下，看一看是否漏气，防止事故的发生。

抽筋是在游泳的时候比较容易出现的一种情况，当游泳的时间过长，在水中用力过大，很容易引起抽筋。而这个时候，游泳者首先要保持镇静，一边呼救，一边自救。发生抽筋的时候，应该尽快上岸休息，并且注意给身体保暖，以防止再抽筋，有条件的话可以适当补充一些盐水。

在初学游泳的时候，除了需要掌握一些游泳的基本方法之外，还应该大胆下水尝试，一个站在岸上的人，是永远学不会游泳的。就像塞姆·斯里克所说：“千万不要站在岸上胆战心惊，大胆地跳到水里，你就可以游过去。”

游泳能够让我们放松身心，还能够让我们想通很多事情。当我们闲来无事的时候，生活压力太大的时候，不妨到游泳馆去游上一会儿，相信你带着压力与烦恼走进去，一定会无事一身轻地走出来。

4. 练习瑜伽，赶走浮躁

中老年人因为机体的衰老、退化，不适合再进行消耗大的、剧烈的运动；而瑜伽非常注重滋养和强壮身体，又能够修身养性，动作非常舒缓、轻柔，适合大多数中老年人练习。

合理地练习瑜伽，还能够让全身的关节得到润滑，气血运行变得顺畅，从而有效改善身体僵硬不灵的症状，还可以祛除一些疾病。

中老年人练习瑜伽，可以先从最简单的体势开始，之后等到体力有所恢复，就可以尝试着增加动作的强度和难度，还可以随着瑜伽教练进行一些调息的训练，让呼吸系统也得到锻炼。只要呼吸调顺了，那么心境自然就平和、超脱了，长期下去，便能够得到身心俱健的效果。

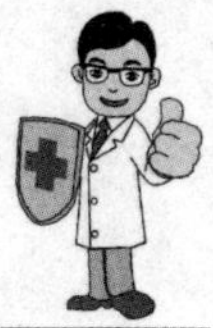

那么，瑜伽到底应该怎么练习呢？下面就来介绍几式对于中老年人而言安全有效的瑜伽动作。

◉ 肩周炎、肩关节僵硬不灵——简易牛面式

先准备一条长毛巾，盘坐，也可以坐在椅子上。吸气，左手向上伸展，靠向耳朵；呼气，曲肘，左手拿着毛巾，放在两肩胛骨中间；右手向后，抓住毛巾，开始一点一点向上移动，直到两手之间的距离最短的时候，此时在这个姿势上保持几个呼吸，头脑的意识放在双肩和胸椎的伸展上；吸气，将两手松开，向两侧伸展；呼气，两臂向下放松。之后换一侧进行练习，两侧一定要保持呼吸次数的相同。

◉ 颈椎病——坐姿颈功式

盘坐在垫子上，或者坐在椅子上，双手自然地放于双膝。吸气，拉伸脊柱，头向上提拔；呼气，头下垂，下巴靠向胸骨，感受到颈后侧的伸展，保持几个呼吸；吸气，慢慢地抬头，并且开始向上提；呼气，头朝后仰，颈部放松，保持几个呼吸；在呼气的时候，慢慢抬头；吸气，头向上提拔；呼气，倒向左肩，右肩稍向下压；吸气，抬头；呼气，反方向，左右两侧保持呼吸的时间、次数都一样；吸气，抬头并且提拔；呼气，头向左后侧扭转到极限，双肩进行放松，

摆正位置，颈肌用力，保持自然的呼吸，意识要放在颈部；吸气，转回正中；呼气，反方向，保持时间与左侧一样长；慢慢吸气，转正；呼气，放松。

◉ 脚步僵硬不灵——蹬自行车式

仰卧，双手放在身体的两侧。吸气，两腿并拢向上，升到与地面垂直，如果没有办法垂直，只要达到自己的极限即可；之后脚尖向上勾起；呼气，两脚跟依次向外蹬出，之后像蹬自行车那样，保持自然的呼吸，共做 8 ~ 10 圈；之后慢慢停下来，开始反方向回蹬，做相同的次数。

◉ 背痛和腰背肌疲劳——猫式

两手和两膝放在垫子上，让两手臂与两大腿都与地面垂直，脚背紧贴。之后吸气，腰、胸和肩向下压，头部和臀部向上提，感觉到后背肌在向后挤压，整个身体就开始向前侧拉伸；呼气，胸腰背向上拱起，肚脐内收上提，头向内收，下巴应该靠近胸骨，感觉到整个后背的伸展。一共做 8 ~ 10 个呼吸，进行侧腰伸展。

◉ 助消化——三角式

站立，双脚分开与肩半宽。左脚向外转 90 度，右脚向内转 45 度，将髋骨摆正，面向正前方，整个身体要处在同一个平面上，千万不要向任何一方扭转；吸气，两臂侧平举；呼气，腰部以下不动，上身开始向左侧平移，等到不能再移动的时候，开始向左侧弯腰，在呼吸通畅的前提下，达到自己身体极限的时候，应该停下来，两臂进行贯通，成为一条直线，眼睛要看向天花板，臀部和两腿肌肉要收紧，膝盖上提，保护好腰部，保持 6 ~ 8 个正常的呼吸；吸气，再慢慢起身；呼气，两臂向下放松。之后再反方向练习，左右要保持相同的时间。

需要注意的是，在整个三角式练习过程中，身体必须要保持在一个平面上，老年女性可以靠墙练习，让后脑、双肩、臀部、小腿和脚后跟都始终紧贴墙面。

其实，瑜伽的内容非常广泛，分支也是比较多的，而瑜伽的最终目的就是为了能够让人获得心灵的宁静与幸福。中老年朋友只有进行亲身的体验，才能够感受到瑜伽带给身体的益处。

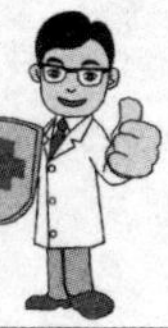

5. 夏日旅游，消暑养生

现如今，周末驾车出游，或者是在节假日旅行，已经成为普遍的一种放松休闲的方式。在旅游的过程中，我们领略大自然的美景，呼吸新鲜的空气，这对于久居都市的人们来说，是保健养生的好时机。

大自然不仅给人类带来了所必需的空气、阳光和水，而且还以它独特的魅力，吸引着我们、愉悦着我们，帮助我们祛病强身、延年益寿。

大自然中看不尽的风光美景，品不够的地方风味，吸不尽的新鲜空气，等等，这一切都能够为我们的生活增加乐趣。而且，旅游还可以开阔视野，增进知识，陶冶情操，享受人生，锻炼体魄，促进健康。我们可以走进山区、湖畔，或是到附近的公园去踏青，都是不错的选择，既富情趣，又有益于身心健康。

在广阔的原野中，我们能够呼吸到新鲜的空气，空气内含有的大量负氧离子，能够有效调节大脑的功能，让大脑保持清醒，清除体内的自由基，提高人体的抵抗能力。

我们还可以选择一些登山、划船等活动，这些活动都能够让呼吸系统、循环系统得到很好的锻炼，从而增强心肺功能，促进血液循环；通过汗液和二氧化碳让人体中的有害物质得到有效排除；除此之外，还能够促进胃肠的蠕动，改善消化功能，增进我们的食欲，强身壮体，增强机体的抗病能力。

游泳也是一项全面促进身心健康的运动，特别是在海边游泳，海边的空气新鲜，而且海水中还含有多种矿物质，在海边游泳时能仔细倾听大海的波涛声。心理学家最近几年发现，涛声能够帮助治疗忧郁症和失眠症。特别是节奏缓慢的波涛声，能够有效刺激大脑中的调节情绪部位，让大脑进行放松，从而有助于改善各种情绪类疾病。

那么我们在旅游之前，都需要做什么准备呢?

◉ 出发前的准备

携带必要的物品，并且要因人、因时、因地而异。假如是去海滨，就不要忘记带游泳的用具；如果是去山区，就需要带防虫、防寒的长袖衣裤。还有必要的换洗衣物、洗漱用具、地图、记事本、票证、药品、照相机、太阳镜等。

◉ 预防晕车晕船

有“晕动症”的游客，需要做好预防晕车、船的准备。值得特别注意的是，在旅行前一定不要空腹，更不要吃得过饱，建议吃一些清淡且容易消化的食物。吃东西的时间要与开车、船的时间有一定的间隔，还可以在开车船前半小时左右服用 1 片晕车、船药；上车、船之后，最好能够挑选前边靠窗的通风座位；尽量减少刺激，可以闭目养神，不要去看窗外移动的景物。

◉ 预防水土不服

新到一个地方，人们比较容易出现消化不良、腹痛、便秘、失眠等症状，也就是大家常说的“水土不服”，这是因为微量元素的摄取不足或过剩造成的。

微量元素是我们人体不能缺少的，我们主要是通过各种食物来摄取微量元素，而微量元素的含量又与当地的土壤和水分有着非常密切的关系。建议去一个新的地方之前，可以多带一些家乡的蜂蜜、茶叶等，这些都能够帮助您较快适应新的环境。

◉ **预防腿肿**

在旅行的时候，有的人由于乘车、乘船、站立或者行走的时间太长，很容易出现腿肿这种现象，而这一情况在医学上称为“旅游性水肿”。

预防的办法是，妥善安排旅游的时间和路线，不要让自己太紧张、太疲劳；在乘车、船的时候要注意经常变换体位，站立、行走一段时间之后，可以坐一会儿，甚至是躺一会儿，最好还能够把两腿翘起来；每天游玩回来之后，建议洗一个热水澡，加速血液循环，缓解疲劳。

五、养生到实处，让夏季疾病远离你

1. 孩子中暑，快“掐三穴”

炎热的夏季，尤其是孩子，身体较弱，很容易中暑。按压孩子的合谷穴、中冲穴，可以使孩子的中暑症状得到缓解。

◉ 孩子发生中暑的原因

中暑即人体处在高温情况下，中枢神经调节功能异常，诱发头晕、恶心、呕吐、昏迷等症。抢救不及时，神经调节功能一直处在异常状态，就会诱发器官衰竭，进而威胁到生命。所以，发生中暑的时候必须先降温，让孩子的身体远离高温，防止加重病情。中暑之后人体需及时降温、休息，即可逐渐缓解中枢异常。

◉ 有效治疗孩子中暑的小验方

穴位按压法的具体操作，先采取适当的降温措施，之后按压合谷穴（位于手背第 1、2 掌骨间，第 2 掌骨桡侧中点处）、中冲穴（位于手中指末节尖端中央）或人中穴（位于人体鼻唇沟中点）。

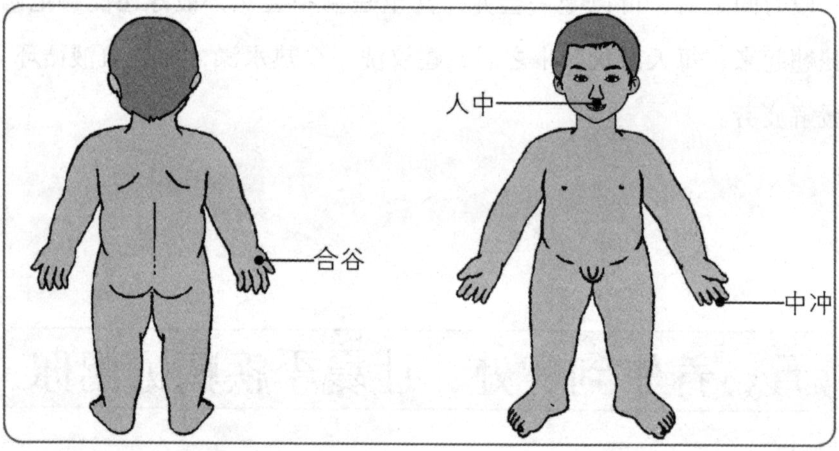

◉ 偏方其实不神秘

合谷穴和中冲穴都是急救要穴，能够迅速缓解头晕、神志不清、恶心、呕吐、发热等症。而人中穴是缓解昏迷不醒之要穴，按压人中穴会有强烈的刺痛感，能让昏迷不醒的人迅速清醒过来。

家长带孩子外出的时候准备一些清凉油、藿香正气水，中暑的时候也可以派上用场。对于小儿中暑，预防还是最主要的，外出时多带些水，中午 11:00 到下午 2:00 的时候最好在阴凉处休息，不要剧烈运动。

2. 天热痔疮高发，运动为你解忧

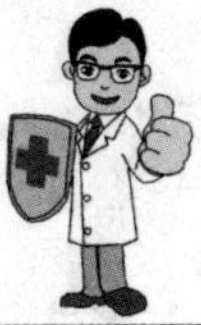

民间说“十男九痔”“十女十痔之说”，形象地说明了痔疮的发病率之高。痔疮多见于经常站立者和久坐者，包括内痔、外痔、混合痔，是肛门直肠底部及肛门黏膜的静脉丛发生曲张形成的一个或多个柔软的静脉团，是一种慢性疾病。内痔是长在肛门管起始处的痔，如果膨胀的静脉位于下方，几乎是在肛管口上，这种曲张的静脉就叫外痔。通常当排便时持续用力，造成静脉内压力反复升高，静脉就会肿大。如果患了痔疮，肛门处扭曲的静脉壁就会变得很薄，排便时极易破裂、出血。

夏季是痔疮的高发期，痔疮患者应如何保健呢?

◉ **饮食调养**

预防痔疮复发，首先要从饮食做起，饮食不当是促进痔疮形成、恶化的首要因素。患者要注意以下几点：饮食清淡，尽量不要喝酒，也不要暴饮暴食；应少食辛辣刺激食物，如辣椒、胡椒、生葱、生蒜等。因为这些食物会刺激直肠部位的血管，使其充血和扩张，造成排便时的刺痛和坠胀感，从而加剧或诱发痔疮。酒精会引起痔静脉充血、扩张以及痔核肿胀。暴饮暴食则会使腹腔压力增大，使痔静脉的血液回流受到影响，从而加重病情。

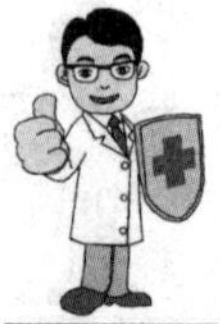

◉ 适当运动

适当多做运动，使得直肠和肛门处的肌肉得到锻炼，但不宜进行剧烈活动，否则反而加重痔疮。静脉血回流容易受阻，久坐者每隔一两个小时就应站起身活动一下；或做“提肛运动”，即吸气时肛门放松，呼气时肛门收缩，并向上提缩肛门，持续 5 秒钟左右，重复做 10～20 次，可改善局部血液循环。

◉ 预防便秘

大便秘结是痔疮发作的直接原因，因此要预防便秘。不要强忍便意，也不要在上厕所的时候玩手机或读书看报，排便的时候要专心致志。否则，时间一久，便会使直肠对粪便的压力刺激无动于衷。粪便久留肠中，水分被吸收，使排便困难，排便用力会使痔静脉进一步瘀血，导致痔脱出或出血。

◉ 特殊治疗

临床证实，如只是偶尔有便血或痔轻度脱出和肛周刺激症状，只需注意调整饮食、避免排便过度用力等就可缓解症状。如经常出血、脱出甚至嵌顿和血栓形成时，就应及时治疗。治疗方法，除了传统的注射、挂线、结扎、枯痔等方法外，现代的激光、电刀、微波治疗也各有千秋，还可以选择吻合器痔上黏膜环状切除等。

有时，排便时用力过猛，或者剧烈活动，甚至是用力咳嗽等，都有可能导致痔疮，因此要注意日常保养。曾经有过痔疮经历的人更要注意，以免再次发作。要养成定时排便的习惯，可以在特定的时间段内进行，比如晚饭后的一两个小时内，或者早晨起床后的一小时内。定时排便可以让身体形成条件反射，定时清理肠道，也会锻炼肛门处的肌肉，防止受伤。

3. 防治晒伤，找番茄和冰牛奶

市场上销售的化妆品种类非常多，包括润肤性化妆品、美白型化妆品、补水型化妆品、防晒型化妆品等。化妆品虽然好，但是在防晒方面的功效并不显著。

晒伤后可以用冰牛奶洗脸，然后再在晒伤的部位涂上冰牛奶，每隔5分钟涂抹一次，连续敷半小时，每天敷2~3次即可。晒伤部位的症状就会得到显著改善。

晒伤的主要原因为日照时间过长，紫外线透过外层皮肤细胞，进而导致局部损伤，毛细血管扩张，渗透性增强，局部产生炎症。实际上，晒伤和烧伤、烫伤的道理相同，都是高温导致的结果，治疗的原则就是冷敷，降低局部温度，收缩皮下血管，降低血管通透性，控制炎症发生。

此外，冷敷本身可以降低神经兴奋性，进而镇痛。及时冷敷，皮肤损伤处就能避免进一步扩大，而用冰牛奶疗伤，在降低局部温度的同时控制炎症的发生，降低损伤。另一方面，牛奶中的营养成分能够滋养肌肤，促进损伤肌肤修复。因此，晒伤后及时用冰牛奶冷敷，能够迅速治疗晒伤。

使用该法的过程中，洗脸的动作一定要轻柔，在皮肤恢复之前，不能使用化妆品，防止对处在修复阶段的肌肤造成新损害。

有没有什么办法可以防晒伤呢？

非常简单，每天吃个炒熟的番茄就可以提高肌肤防晒能力。番茄中富含番茄红素。研究表明，番茄红素能够抵抗紫外线对肌肤的伤害，降低紫外线照射之后的炎症反应，进而保护肌肤。研究表明，阳光照射后的肌肤中的番茄红素含量明显降低，其他成分含量几乎不变，通过补充肌肤中的番茄红素，就能够有效降低紫外线对肌肤的伤害。

但是要注意，番茄红素为脂溶性，食用生番茄或番茄汁是难以达到该功效的，通常情况下可以炒熟后食用，使得番茄红素溶解在植物油中。每天一道番茄烹饪的食物，让你不再害怕夏季烈日的侵袭。

第四章

学会内敛，获得大自然的金秋祝福

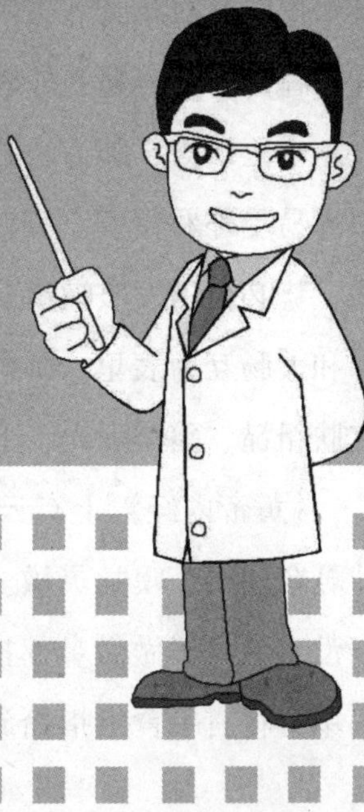

一、金秋时节，滋阴润肺最关键

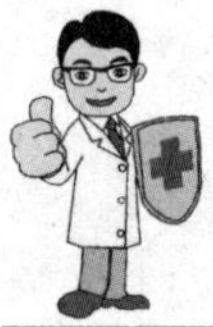

1. 养肺防衰，首选“多事之秋”

农历七、八、九三个月，被称为“秋三月”。秋季的主要特点是：降大于升，收敛大于生发，地气内敛，气温下降，果香四溢，秋高气爽。秋季多事，很多呼吸疾病都容易在这个季节复发，因此秋季要注意养肺，一直保持至冬季，即可防止病邪袭体。燥为秋季之主气，因而有“秋燥”之说。

秋季气候多变，早晚温差大，经常让人措手不及。有的人偏偏喜欢夜间开窗睡觉，失眠过程中人体的抵抗力本就比较差，再加上开窗睡觉，更容易受外邪侵袭，所以秋季一定要做好防寒保暖工作。

中医认为，肺为娇脏，其位最高，不耐寒热，而且肺喜润恶燥，很容易受外邪侵害。因此，到了秋燥之季，肺很容易受伤，肺部不适，势必会诱发咳嗽痰多、支气管炎、哮喘病等呼吸道疾病。而且，肺和大肠互为表里，肺外合皮毛，一旦肺没能调养好，就会表现出皮肤粗糙、黯淡无光、干燥脱皮等状况。

《黄帝内经》上有云：“肺气通于鼻”。肺气之升降调和，可以让鼻窍通畅，嗅觉灵敏。鼻还和脾胃、胆等脏腑有着密切关系。所以没事的时候做做鼻部按摩能强体祛病、保健养生。按摩方法非常简单：将右手食指指面放到鼻尖上，沿着顺时针的方向和逆时针的方向交替按摩，从鼻尖按向鼻根，之后从鼻根按向鼻尖，来回按摩20～30次，用手指揩擦鼻旁两侧，从迎香穴到鼻根部，之后再按摩回迎香穴。这种鼻部按摩法非常适合过敏性鼻炎患者，健康人按摩能预防感冒和鼻部疾病。

中医认为“肺为气之主，肾为气之根”，呼吸的过程不仅要靠肺，还要靠肾，浅表的呼吸依靠肺就可以了，而深呼吸需要肺、肾配合才可以。肾气充足的时候，吸入的气就能顺降归纳入肾，一旦肾气不足，无法纳气，就会表现出呼吸无根、动则气喘之症。所以，调养肺的过程中一定要注意保护肾精，防止过劳、过寒，或是服用寒凉药物。

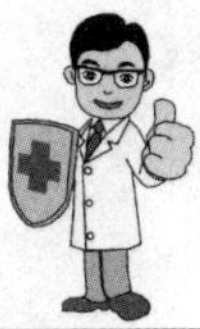

肺呼吸功能出问题，身体之气就会不足，人就会语声低怯、肢体乏力，身体之气的运行也会出问题，导致各个脏腑经络之气的升降出入运行失调，可见，肺的调养关系着全身健康。

肺虽易被秋燥所伤，但也最适合在秋季养护。从中医五行的角度上说，肺属金，对应着白色，所以吃白色的食物能养肺。杏仁和雪梨就是非常不错的养肺之品。《本草纲目》中说，杏仁“润肺也，消食积也，散滞气也”。而雪梨是人尽皆知的润肺之品，可止咳消痰、降火，治疗内热导致的烦渴、咳喘、痰黄等症。百合也是非常不错的养肺之品，常吃百合能改善肺功能，有辅助治疗肺部疾病的功效。枇杷梨皮川贝饮有非常好的润肺止咳作用，烹调方法简单：枇杷叶、鲜梨皮、川贝洗净后一同放到锅内，倒入适量清水熬制，去渣取汁，饮其液，秋季饮服能养肺，也非常适合肺热和咳嗽者。

元代医家忽思慧的《饮膳正要》中有记载：“秋气燥，宜食麻润其燥。”意思就是说，秋季燥，要适当吃些芝麻来润秋燥。此外，蜂蜜、银耳、青菜等柔润食物，以及葡萄、香蕉等含水量丰富、有滋阴润肺之功的水果都非常适合秋季食用。

五脏之中，肝主升、肺主降；肝藏血、肺主气，二者在呼吸中相互协作，保持舒畅愉悦的心情，则肝气条达，一旦心情抑郁烦闷，就会肝气郁结不畅，肺气升降失司，表现出胸闷气短，甚至气喘。所以秋季养肺除了要在饮食方面有所助益，还要注意保持愉悦的心情，能做到这些，肺气才可正常舒展。中医上有“常笑宣肺”之说，我们在笑的时候，可以扩张肺部，大笑的过程中会不自觉进行深呼吸，有助于畅通呼吸道。人开怀大笑的时候能吸入更多的氧气，让其随血液流遍全身，你会觉得浑身轻松，头脑精神。

除了起居、饮食、情志方面的调养，秋季养肺预防感冒、咳嗽、哮喘等症，还可做些养肺部运动，可选择在上午 10 点练习。首先，呈站立姿势，全身放松，轻轻闭上双眼，调匀呼吸，之后用腹式呼吸法呼吸，慢慢地用鼻子吸气，吸至最大限度的时候用鼻子呼气，牙齿轻合，轻念“啊”字，要注意声音清晰自然，之后用鼻子吸气，重复上述动作 24 ~ 32 次，能补肺益气。其次，保持原来的姿势不变，上身挺直，下巴向上抬，头用力后仰，颈部伸展，拇指和其余四指分开，虎口对准咽部，由上向下按搓至胸部，左右手交替搓按 40 ~ 60 次，能清利咽喉、止咳化痰。再次，坐到床上或椅子上，腰背挺直，放松全身，调匀呼吸，之后双腿自然交叉离地，躬身弯腰，头朝前低，双手放到身体两侧的床上或椅子上，支撑起身体，肩背尽量向上拱，重复此动作 5 ~ 10 次，能疏通肺气、通调水道。最后，仍然采取端坐的姿势，腰背放松，双目紧闭，双手握空拳，伸向背部反捶打脊背中央，再捶打脊背两侧，捶打的顺序是先由上到下，再由下向上，重复此动作 3 ~ 5 次，捶打过程中不能闭气，之后叩齿 5 ~ 10 次，能舒畅胸内之气，交通脊背经脉，进而养肺健胃。

2. 立秋后，学会全面防“燥”

秋季气候干燥，很容易伤肺，因此，秋季来临的时候，应当将养肺护肺当做保健之根本，减少呼吸系统疾病的发生。肺主一身之气，预防干燥是养肺的关键。

到了秋季，温度、湿度会发生很大变化，人体很容易受病毒、细菌侵袭，鼻部、咽部最初表现出黏膜皱缩、干燥，之后会由于充血而出现痛感、鼻咽部发痒不适、干灼疼痛、干咳少痰；鼻咽部黏膜表面蛋白结构出现变化，气管喉头黏膜发病，出现燥咳。不及时治疗，会导致气管炎、支气管炎，肺部也会受到一定的影响。当肺部功能受抑制，机体会出现供氧不足，引发皮肤瘙痒、毛发干枯、便秘等。

出现燥症的时候千万不能小视，应当及时调治，以解除燥对于肺及全身的伤害。肺柔嫩、易受外邪侵袭，恶暖、怕寒，外合皮毛，主呼吸，和空气接触。外邪会侵犯身体，无论从口鼻吸入，还是从皮肤侵入，都容易犯肺，引发疾病。

气为维持人体生命活动的重要精微之物，“肺主气”指的是人身之气由肺来主，体内上下表里之气受肺所主。人体中的水液代谢过程和肺气肃降之间关系密切，通过肺气肃降之功能保证水液运转下达膀胱，通利小便。因此有“肺主行水”“肺主通调水道”。

秋季应当早睡，以避风寒，让自己的精神安定下来，以免受秋季肃杀之气影响。心态上应当保持平静，避免急躁，这样才是秋季养生之道。

常做秋季保健操，能够很好地保健肺部。双手抱头颈，回旋俯

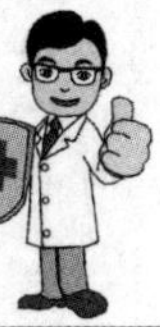

仰10次，能够疏通颈部、胸背经脉，促进血液循环，提升肺部生理功能；双手在头部交叉，左右拉伸10次，能够治疗关节间风湿寒邪，各种肺脏疾病；双手拍打脚经10次，能够开胸膈、利肺气，治疗肺脏疾病。进行上述运动的时候配合叩齿的效果更佳。

秋季主燥，肺为娇脏，易受燥邪侵袭，秋燥并非单一病症，而是秋季出现的以肺燥症为主的各种身体不适，所以，及时补充水分对身体健康来说非常重要。

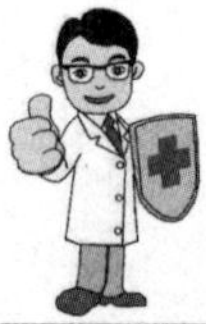

秋季应当比其他季节每天多喝500毫升以上的水，以保持肺脏、呼吸道的正常湿润度，当然了，水不一定从口而入，可以从鼻入，如倒上一杯热水，对准鼻子，慢慢地吸入水汽，每次吸10分钟左右，每天吸两三次。

从中医的角度上说，秋季通肺，而白色入肺，适宜增加白色食物的摄入，如燕麦、莲子、芡实、银耳、雪梨等，均可滋阴润肺。

3. 手太阴肺经，滋润我们的肺腑

肺是五脏中最娇嫩的脏器，同样肺经也是非常容易受伤的经络。因此，平常时我们可以采用按摩的方法让肺经的血脉得以正常的运行。

《灵枢·经脉》中记载：“肺手太阴之脉，起于中焦，下络大肠，还循胃口，上膈属肺。从肺系，横出腋下，下循内行少阴、心主之前，下肘中，循臂内上骨下廉，入寸口，上鱼，循鱼际，出大指之端。其支者，从腕后，直出次指内廉，出其端。”

手太阴肺经的作用是维持肺部功能的正常运行，调理好肺经，有助于改善呼吸，滋养皮肤。

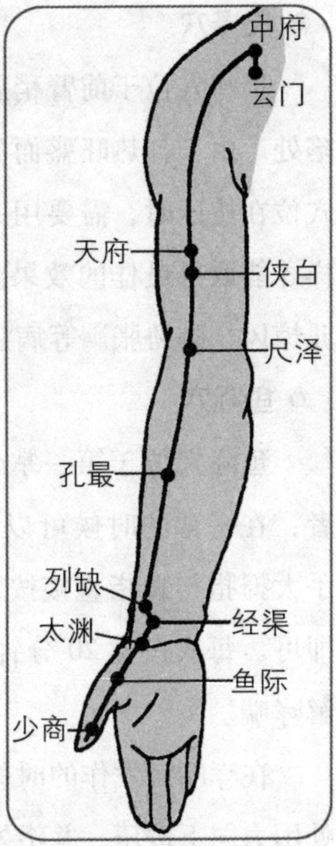

手太阴肺经起点为中焦，向下到大肠，回转经胃口（下口幽门，上口贲门），上行通过膈肌，入于肺。由气管、喉咙部横出腋下（中府穴、云门穴），向下沿手臂内侧，走于手少阴、手厥阴经前面（天府穴、侠白穴），经肘部（尺泽穴），沿前臂内侧桡骨边缘（孔最穴），入寸口——桡动脉搏动处（经渠穴、太渊穴），至大鱼际处，沿边际（鱼际穴），从拇指内侧末端（少商穴）出。手太阴肺经的另一条支脉由手腕后分出，沿食指内侧至指端，和手阳明大肠经相接。

手太阴肺经上总共有 11 个穴位：中府、云门、天府、侠白、尺泽、孔最、列缺、经渠、太渊、鱼际、少商。其中 9 穴分布于上肢掌面桡侧，2 穴在前胸上部，首穴中府，末穴少商。

一旦肺部出现问题，就会表现出胸部胀闷，气喘，咳嗽，锁骨上窝痛，心胸烦满，尿频，肩背、胳膊外侧有冷感、酸痛胀麻等症状。人体内的气血在寅时（3 点至 5 点）进入肺经，如果在这时出现病症，则说明你的肺部有了疾病。

可以通过按摩肺经增强肺功能，以下介绍几个对于肺部疾病很有帮助的手太阴膀胱经穴位。

◉ 尺泽穴

尺泽穴位于前臂稍屈，手腕处横纹中，靠肱二头肌腱外侧的凹陷处。由于肺热旺盛而失眠者，按揉此穴能帮助身体祛肺热。这个穴位在按压时，需要用一些力气，最好是按压时有酸麻的感觉，这样才能取得最佳的效果。经常按摩此穴，对于咳喘、肘臂挛痛、小儿惊风、胸胁胀满等病症有良好的缓解作用。

◉ 鱼际穴

鱼际穴位于第一掌骨掌侧中点赤白肉际外。得了哮喘病的患者，在平常的时候可以用拇指交替按揉两大拇指的根部，再用右手大拇指与食指直接按摩位于第 1 胸椎处的华盖穴，每天按揉 3 次即可。每次按揉 20 分钟以上。通常坚持按摩 1 个星期即可有效缓解哮喘。

在哮喘病发作的时候按摩鱼际穴可用大拇指的指端，在鱼际穴处用力向下按压，并沿左右方向按揉，让患者可以感觉到酸胀感为宜，每分钟按揉 100 下，一般按揉 2 分钟就能起到缓解作用。不过按摩鱼际穴只能起到缓解作用，遇到突发情况，还是要立即去医院，防止延误病情诱发危险。

◉ 云门穴

云门，即运气出去之门，意思就是说肺气从此而出。云门穴位于锁骨下缘，前正中线旁开 6 寸处。经常按摩云门穴能疏通肺气，治疗哮喘、咳嗽、胸闷、胸痛、肩背痛等症。

每天早晚用中指指腹点揉云门穴 1 ~ 3 分钟，可以预防咳嗽、痰多等症状。

◉ 孔最穴

孔最穴位于前臂桡侧，尺泽和太渊连线上，腕横纹上 7 寸处，经常按摩此穴可调肺降气、清热解表、润肺止血，能治疗音哑、咳嗽、咯血、咽喉痛、肘臂痛等。

每天用拇指指腹按压孔最穴1～3分钟，能预防长时间蹲坐导致的痔疮，还能调理肺气、清热止血。

◉ 少商穴

少商穴位于拇指桡侧距指甲角1分处，按摩少商穴能清肺、去燥热，调节肺功能。此外，以手指压少商穴可以治疗呃逆。

指压少商穴时，以意念引导上逆之气下行，至下丹田，再吞咽口水，如此反复几次打嗝就可以消失了，指压时以感到有酸痛感为宜，持续按揉不少于1分钟。

◉ 中府穴

中府穴位于胸前壁外上方，云门下1寸，平第一肋间隙，距前正中线6寸。主治支气管炎、肺炎、咳嗽、哮喘、肺结核等。

选择正坐或仰卧位，用中指指腹沿顺时针、逆时针的方向交替按揉中府穴，每次按揉1～3分钟。

◉ 天府穴

天府穴位于臂内侧面，肱二头肌桡侧缘，腋前纹头下3寸处。主治支气管炎、支气管哮喘、鼻塞等。

用拇指或中指按揉此穴。

◉ 侠白穴

侠白穴位于臂内侧面，肱二头肌桡侧缘，腋前纹头下4寸。主治咳嗽、气喘、鼻出血、心悸、胃痛等。

先将食指和中指并拢，与拇指搭配按压侠白穴，也可沿着顺时针方向或逆时针方向做环形按揉。

◉ **列缺穴**

列缺穴位于前臂桡侧缘，桡骨茎突上方，腕横纹上 1.5 寸，当肱桡肌和拇长展肌腱之间。主治感冒、哮喘、偏正头痛、口眼歪斜、三叉神经痛、牙痛、半身不遂等。

用拇指指端点按列缺穴，双手交替按压各 1 分钟，每天早晚分别按摩 1 次。

◉ **经渠穴**

经渠穴位于前臂掌面桡侧，桡骨茎突和桡动脉间凹陷处，腕横纹上 1 寸处。主治胸痛、哮喘、支气管炎、扁桃体炎、食管痉挛、呕吐、膈肌痉挛等。

用中指指腹稍微用力按压经渠穴，交替揉按两侧经渠穴各 1 ~ 3 分钟。

二、水润少辛，食疗“多事之秋”

1. 山药，滋阴润燥的秋季菜

山药是常见的食材，有时候会把它烹饪成菜肴，有时会把它制成甜品，还有时候会做成冰糖葫芦……吃过山药的人都知道山药好吃，味道香美，可却没几个人能说出山药的营养价值。尤其是山药补肺虚的功效，更是鲜有人知。

山药对于女性朋友来说，可以补气血，经常吃山药，不但能够避免皮肤起皱，还可抗衰老。比如做成拔丝山药、山药蛋糕等。

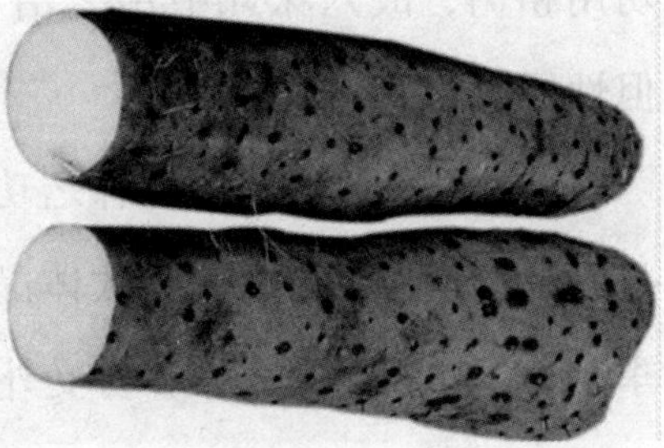

山药性平，味甘，质厚，入脾、肺、肾三经，对这三个脏腑都有非常好的保养功效。通常情况下，补肾药物、食物多味厚，难以消化，因此，补肾的过程会伤害脾胃。脾胃虚后，对药、食物的消耗能力就会变弱，尚未消化好的东西停留在体内就会变为垃圾、毒素。

人们最常犯的肝病是肝血虚，肝火旺盛，补肝药物、食物的性质大多寒凉，因为只有这样才可清热解毒、滋阴降火，而寒凉之物是最伤脾胃的。因此，大多补肝食材会使脾胃出问题。而山药则可以照顾到三个脏器。

《本草纲目》中提到，山药为“补虚羸，除寒热、邪气，补中、益气力、长肌肉、强阳、益肾气、健脾胃、止泻痢、化痰涎、润皮毛”之品，其滋补之功非常强，不像其他食物那样只偏一项，要么滋阴、要么益气。山药起到的为阴阳双补之功，既可以补阴，又可以补气，还可以做到补气不上火，补阴不助湿滋腻。

既然阴阳双补，兼顾三个脏器，那么它都能治疗哪些病呢？《药品化义》中提到：“山药，温补而不骤，微香而不燥，循循有调肺之功，治肺虚久咳，何其稳当。因其味甘气香，用之助脾，治脾虚腹泻，怠惰嗜卧，四肢困倦。又取其甘则补阳，以能补中益气，温养肌肉，为肺脾二脏要药。土旺生金，金盛生水，

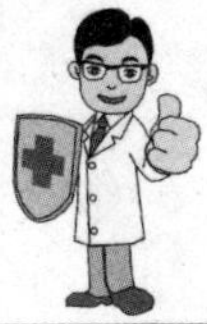

功用相仍，故六味丸中用之治肾虚腰痛，滑精梦遗，虚怯阳痿。但性缓力微，剂宜倍用。”

先来说一下山药的润肺之功。肺为娇脏，容易出现问题，无论是一时着凉，还是大病导致体虚，都会引起咳嗽、气喘等症。秋冬季节时，气候干燥，肺容易受外邪侵袭，此时节最重要的养生原则为润燥，而山药可以起到非常不错的滋阴润肺效果。

再说一下山药的养脾之功。脾为生化之源，脾胃出了问题，气血生成就会受阻。多数人都会有这样的体会，天气、季节发生转变时，脾胃很容易出问题。比如，冬季到春季这段时间，脾胃经过严冬后，会变得虚弱，出现食欲下降、大便溏稀、肢体倦怠等。此时可以熬些山药薏米粥，既能够治疗上述症状，又可以在根本上补养脾胃，粥类物质比其他食物更易化为气血。

山药还有补肝之功。肝主春，即春季肝火最为旺盛，因此，女性在春季时皮肤会变得干燥，头发变得枯槁，有时候口舌生疮，面上生疮等，因为肝火会耗伤大量阴血。因此，春季要补血，可以多吃些山药。

肾脏，《药品化义》中提到，山药可补阳，还可治疗遗精等肾虚症状。对于女性朋友来说，肾虚会引发尿频、月经不调等，所以，山药对女性经血的调养也有非常重要的作用。对于月经不调的女性朋友来说，平时可多吃些山药。

山药还可预防心血管系统脂肪沉积，保持血管弹性，预防动脉硬化过早发生，降低皮下脂肪沉积。因此，对于女性朋友来说，要防病、美容，少不了山药。

以下介绍三种常见的山药菜谱。

山药排骨汤

【原料】山药 250 克，猪大排 500 克，姜、盐各适量。

【做法】

①山药去皮后清洗干净，切成块，放到冷水中浸泡，排骨焯水，清洗干净，姜清洗干净后切成片；

②将上述材料放到热水锅中，先开大火烧一会儿，之后转成小火继续煨 2 ~ 3 小时，调入适量盐即可。

【功效】润肺，养肾，助消化，降糖，延年益寿。

清炒山药

【原料】山药 400 克，葱、姜、盐、鸡精、白醋、白糖、油各适量。

【做法】

①将山药清洗干净，放入开水烫一下，去皮，切成菱形片，切好后放到冷水中浸泡；

②把山药片从冷水中捞出，放到沸水中焯一下，之后放到冷水中浸泡，捞出，沥干水分；

③把盐、鸡精、白糖、白醋、葱、姜放到锅中，加入适量清水，调成汁液；

④将锅置于火上，倒入适量油，油热后，放入山药片，倒入调好的汁液翻炒至熟，出锅装盘即可。

【功效】润肺，养肾，助消化。

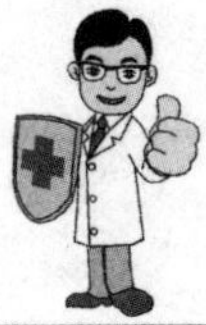

山药鸽子汤

【原料】山药5克，玉竹、麦冬各10克，枸杞子5克，鸽子1只，盐、味精、鸡精各适量。

【做法】

①先把鸽子处理干净，切成块状之后放到沸水锅中去腥；

②将鸽子块放到锅中煎炒，之后放入适量开水，水沸后把鸽子块捞到汤罐里；

③把山药、玉竹、麦冬、枸杞子放到锅中，加水煮熟后倒进罐中，开小火煮9分钟，出锅前调入适量盐、味精、鸡精即可。

【功效】治疗肾虚、体弱，适合肾虚引发的夜尿增多、腰酸腿痛等症，还可滋养肺阴。

2. 杏仁是宝，补肺又止咳

感冒的时候常常伴随咳嗽的症状，这多是因为肺气受到伤害所致的。因此，要治疗咳嗽，润肺是必不可少。而且，很多人的咳嗽还与肾气虚弱有一定的关系，所以除了润肺之外，还需要补肾。

《河间六书·咳嗽论》中说：“有声无痰谓之咳，有痰无声谓之嗽，有声有痰谓之咳嗽。”但是实际上，二者是难以分开的。咳嗽就是人体的一种自我保护，想要把堵塞在呼吸道当中的废物排出来，所以咳嗽的时候，总是会有各种异物出现，比如痰液、血液等。当我们排出了异物之后，身体就会感觉舒服了很多。如果想要咳嗽，千万不要强忍，以免异物积压在身体内。

当然了，偶尔咳嗽一两次是没有关系的，可是如果长期地、频繁地、剧烈地咳嗽，那么就会严重影响到自己和身边人，甚至还会引起其他疾病，值得我们重视。

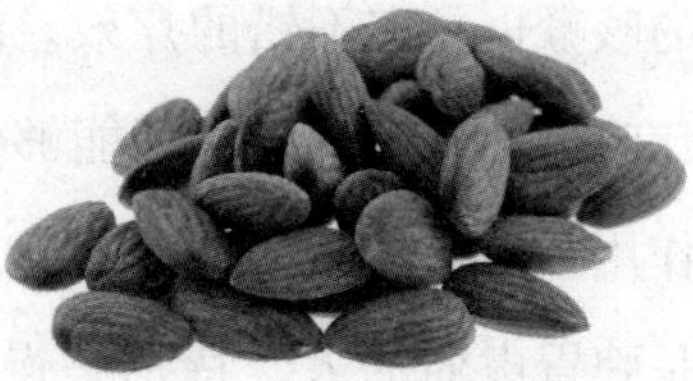

咳嗽和肺有密切的关系，有的是因为外邪侵肺，有的是因为肺受到伤累。总之，当我们的肺受到损伤的时候，就会出现咳嗽。

《医学三字经》说：“咳嗽不止于肺，而亦不离于肺也。”这句话就明确地提出了咳嗽的原因离不开肺。而对于“咳嗽不止于肺”这样的说法，宋代医学家杨仁斋认为，咳嗽除了和肺有密切关系之外，还和肾有极大的关系。因为肺是主管出气的，而肾是主管收气的，凡是咳嗽引起的四肢百骸，感觉气往上走，都是因为肾虚不能收气所致。所以，对于咳嗽的治疗需要以润肺为主，但是对于肺肾虚弱导致的咳嗽，就要双管齐下了，既要润肺，还要补肾。

对于咳嗽的治疗，还是应该注重饮食的调理，以养肺为主。杏仁和核桃仁就是养肺的佳品。

杏仁入肺经、大肠经，具有滋润肺燥，治疗咳嗽和气喘的功效。杏仁分为甜杏仁和苦杏仁，甜杏仁无毒，性味甘平，长期食用的话最好选甜杏仁。而苦杏仁性味苦温，带有毒性，过量服用会导致中毒，所以不宜长期食用。

核桃仁入肾经、肺经、大肠经，具有补肾、温肺润肠的功效，常用于虚寒所导致的气喘咳嗽。

杏仁和核桃仁的作用是比较相似的，二者合用具有非常好的止咳平喘效果。不仅适用于普通的咳嗽，即使是对于肺、肾虚弱引起的咳嗽也具有不错的疗效。杏仁煎膏非常适合老年人，除了具有治疗咳嗽的作用之外，还能够润肠通便，对于老年人便秘也会有改善作用。老年人通常都会有肾亏的情况，杏仁煎膏还可以补肾。如果是脾胃虚弱的人，特别是慢性腹泻患者，是不适合吃杏仁煎膏的，会让病情更加严重。

我们也可以直接把杏仁和核桃仁煮粥食用，《医食心境》《济众新编》中都有杏仁与大米煮粥治疗咳嗽、气喘的方子。具体做法是：先把杏仁磨出液汁，然后和核桃仁、大米煮粥，具有非常好的补肾敛肺、止咳平喘的功效。

3. 黑木耳，补血润肺

黑木耳称作光木耳，我们平时也叫“木耳”。呈黑褐色，质地柔软，营养丰富、味道鲜美，烹饪的方法很多，可荤可素。具有养血驻颜、美容的功效，还能够防治缺铁性贫血。

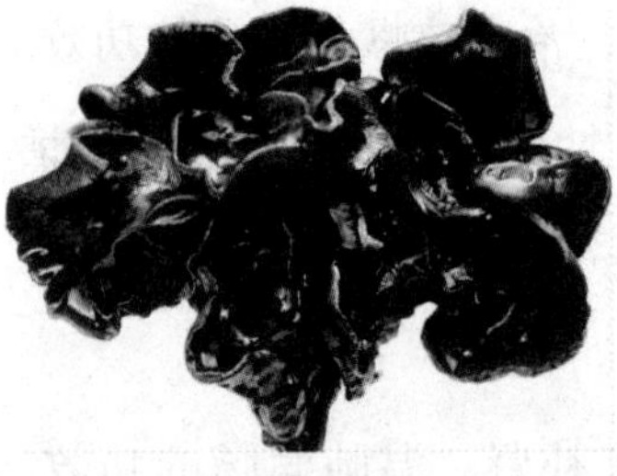

中医上讲，黑木耳具有凉血止血、清肺益气、活血化瘀、补血、镇静止痛、滋阴润燥等功效。对于女性经期出现的咯血、吐血、痔疮出血等具有一定的疗效。《饮膳正要》中说黑木耳具有“利五脏，宽胃肠”的功效。《随息居饮食谱》中也提到黑木耳可以“补气耐饥，活血，治跌打损伤，凡崩淋血痢，痔患肠风，常食可廖”。由此可以看出，黑木耳还具有治疗腰酸腿痛、手足抽筋、手足麻木、痔疮出血、产后虚弱等功效。

现代医学研究证明，黑木耳中含有丰富的蛋白质、铁、磷以及B族维生素。其中，维生素B_2的含量要高出蔬菜很多。铁、钙的含量高出肉类食物很多倍。黑木耳中还含有多种氨基酸和微量元素。黑木耳具有抗血小板凝聚、阻止血液中胆固醇沉积的作用。动脉硬化、高血压、冠心病的患者和中老年人经常食用黑木耳，能减少血栓、心肌梗死的发生率，同时防止脑卒中、冠心病的发作。除此之外，黑木耳中的胶质物质还可以将残留在人体内的杂质聚集到一起，排出体外，达到清扫胃肠的功效。所以，那些工作性质比较特殊的人群更应当多吃一些黑木耳，达到清理内部器官的目的，比如理发、开矿、粉尘、锯木等作业人员。

下面介绍几种黑木耳常见的烹调方法。

泡椒拌木耳

【原料】黑木耳60克，泡椒10个，生抽、芝麻油、酱油、糖、葱各适量。

【做法】

①将黑木耳清洗干净后择去根部，葱切成葱花；

②取一个干净的碗，放入适量的泡椒、生抽、酱油、糖、葱花，搅匀调汁；

③将处理好的黑木耳放到沸水锅中焯3～5分钟，焯好后捞出，淋上调好的调味汁和芝麻油，拌匀即可。

【功效】美容养颜，活血通络。

大枣黑木耳汤

【原料】大枣 15 个，黑木耳 15 克，冰糖适量。

【做法】

①将黑木耳和大枣用温水泡发后清洗干净，放到一个干净的小碗中；

②加入适量的水、冰糖，放到蒸锅中蒸 1 个小时左右，即可。

木耳炒鸡蛋

【原料】黑木耳 250 克，鸡蛋 3 个，彩椒 1 个，色拉油、盐、酱油、葱、料酒、胡椒粉各适量。

【做法】

①将鸡蛋打入碗中，加入适量的胡椒粉、料酒、盐进行调味；

②彩椒清洗干净后切成小丁，葱清洗干净后切成葱花，黑木耳提前泡发，择去根，清洗干净；

③将锅置于火上，加入适量的色拉油，油热后，加入鸡蛋，翻炒鸡蛋至熟，撒入适量的葱花，翻炒均匀后放入木耳继续翻炒，加入适量的酱油，用小火焖 1 分钟，加入切好的彩椒，翻炒均匀即可。

木耳干豆角炒肉

【原料】熟五花肉 200 克，水发黑木耳 150 克，豇豆干 1 把，朝天椒 2 个，盐、葱、蒜、生抽、植物油、白糖各适量。

【做法】

①将干豆角放到水中泡发，然后放到开水中煮软，切成小

段，黑木耳放到清水中泡发后择去根，撕成小朵，将熟五花肉切成薄片，葱清洗干净后切成葱花，大蒜切成蒜末，红椒清洗干净后切成段；

②将炒锅置于火上，加入适量的植物油，油热后放入适量的葱花和蒜末爆香；

③将沥干水分的豆角段、黑木耳放到锅中，开大火进行翻炒，随后加入红椒段继续翻炒；

④将熟五花肉片放到锅中，用小火进行翻炒，然后加入适量的盐、白糖和生抽进行调味，翻炒几下后加盖焖 2～3 分钟，即可。

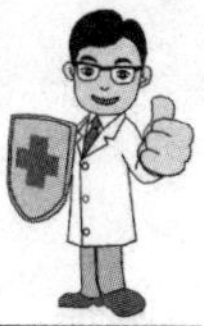

木耳炒腐竹

【原料】水发木耳 100 克，水发腐竹 250 克，葱、姜、蒜、盐、生抽、蚝油、水淀粉、植物油、剁椒各适量。

【做法】

①将水发木耳择去根部后清洗干净，撕成小朵，腐竹用温水泡发后清洗干净；

②将泡发的腐竹沥干水分后切成 5 厘米左右的长段，蒜切成片，葱清洗干净后切成段，姜清洗干净后切成片；

③将锅置于火上，放入适量的植物油，油热后，放入适量的姜片和葱段爆香，加入处理好的腐竹段和木耳，翻炒均匀后加入剁椒和适量的蚝油，继续翻炒几下，加入少许清水，加盖焖几分钟；

④焖好后加入适量的盐、生抽翻炒均匀，用适量的水淀粉勾芡，即可。

山药炒木耳

【原料】 黑木耳 10 克，山药 1 根，胡萝卜半根，色拉油、盐、葱、芝麻油各适量。

【做法】

①将山药去皮后清洗干净，切成薄片，再用清水反复清洗，然后放到淡盐水中浸泡半小时，黑木耳泡发后择去根，清洗干净；

②将胡萝卜清洗干净后切成片，葱清洗干净后切成葱末；

③将锅置于火上，加入适量的色拉油，油热后加入切好的葱末爆香，然后放入胡萝卜片进行翻炒，炒至变色后放入山药片继续翻炒，放入黑木耳、盐炒熟后，淋上适量的芝麻油，翻炒均匀，即可。

4. 多喝蜂蜜少吃姜，安然度过秋季

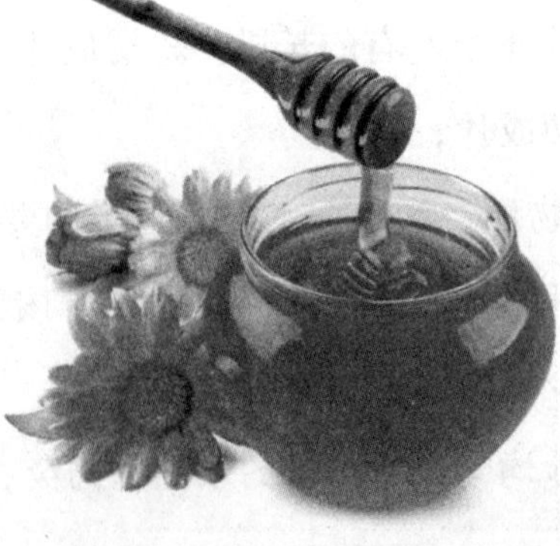

蜂蜜一直以来也都是补养身体的佳品，更是老少皆宜的食品。

说起蜂蜜在日常生活中的应用，相信绝大多数人都是用其来冲水喝的。不管是用于滋补身体，还是润燥通便，总之蜂蜜都可以派上用场。蜂蜜到底有哪些疗效呢？蜂蜜味甘，性平和，入脾经、肺经、大肠经。《神农本草经》中说蜂蜜“安五脏，益气补中，止痛解毒，除百病，和百药，久服轻身延年”。《本

草纲目》中说它“和营卫，润脏腑，通三焦，调脾胃”。

五味之中，甜入脾经。脾是人体的后天之本，因为它担负着摄入水谷果蔬、生化血液的责任，如果一个人脾虚，他吸收水谷的功能也就变弱了，这样一来人体的气血供应就无法得到保障，而蜂蜜恰好可以起到补养脾脏的作用。特别是对于患有胃及十二指肠溃疡的人来说，经常饮服蜂蜜，可以起到非常好的辅助治疗作用。

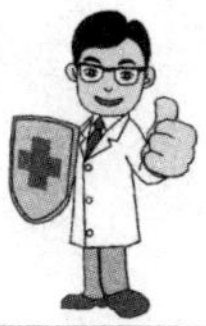

肺是非常脆弱的脏器，并且很容易被燥邪所伤。蜂蜜的质地滋润，具有滋养五脏、调和营卫二气的功能，对于在秋天肺燥所引起的咳嗽、感冒以及抵抗力下降等问题都具有非常好的预防和调理功效。只要肺部有内热，最常引起的就是鼻炎，鼻窦炎、支气管炎、咽炎和气喘等，这些疾病的患者也应该经常饮用蜂蜜。

在我国民间，一直流传着一个润秋燥的方子，就是把盐水和蜂蜜搭配使用，这两者从中医上讲是具有互补作用的。

每天早晨起床之后空腹喝一杯淡盐水，更有利于降火益肾、保持大便通畅、改善胃肠的消化吸收功能。而在每天睡觉之前取蜂蜜10～20毫升，用温开水调服，不仅能够健脾和胃、补益气血，还具有镇静、安神的作用。

喝盐水和蜂蜜的时候必须要注意：盐中含有大量的钠，过量之后非常容易引起血压升高。所以，盐水的浓度必须要低，100毫升水中食盐含量最好控制在0.9克之内。如果是急性肾炎、肝硬化腹水、水肿患者，最好不要食用淡盐水，可以用凉白开代替，这样可以避免加重肾脏和心脏的负担，蜂蜜当中的钾含量比较高，有利于排出体内多余的钠。

大肠属于六腑当中排泄粪便的器官，有些人因为天气干燥，或者是体质属于血亏血虚、津液耗竭、气机郁滞、容易上火的类型，就会导致大肠缺少阴血津液的滋养，非常容易导致便秘。多喝一些蜂蜜水症状就能够得到缓解，依据的就是蜂蜜的润燥滑肠功能。

对于脾胃虚弱、牙口不好的老人而言，咀嚼不动萝卜则可以使用香蕉蘸蜂蜜吃，也可以收到同样的效果。

除此之外，蜂蜜还具有非常好的清热解毒功效，具有抑制多种细菌的作用。如果我们的身体某处存在出血、发炎的情况，那么就可以把蜂蜜涂在伤口上，消炎、止痛、止血，促进伤口愈合。不仅如此，蜂蜜还具有催眠和治疗神经衰弱的功效，经常失眠的朋友每天睡觉之前喝一杯热蜂蜜水，可以帮你迅速平稳情绪，尽快入睡。

以下介绍两种相关菜谱。

白萝卜炖蜂蜜

【原料】白萝卜100克，枸杞子十几粒，蜂蜜适量。

【做法】

①白萝卜去头尾，去皮，切成3厘米左右的段，枸杞子用清水浸泡；

②在每段白萝卜上切0.5厘米的厚片作盖子，之后在白萝卜中间挖一个洞，做成萝卜盅的形状，不要挖穿萝卜盅的底部，否则会在灌入蜂蜜的时候出现渗漏情况；

③把萝卜盅摆放到盘中，再往萝卜盅里面放入蜂蜜和枸杞子；

④给白萝卜盅分别加盖，使用保鲜膜封紧盘子，在放入锅内加盖大火隔水清蒸一小时即可。

【功效】治疗冬季干咳，缓解便秘。

蜂蜜牛奶饮

【原料】蜂蜜、牛奶各50毫升，黑芝麻25克。

【做法】

黑芝麻捣碎，与蜂蜜、牛奶调和即可。

【功效】对于产后血虚、肠燥便秘、面色萎黄、皮肤不润等症具有非常好的改善作用。

5. 热性食物助长干燥，秋季不要多吃

秋季饮食，宜遵循“少辛多酸”的原则，以防肝气郁结。中医认为，金克木，即肺气太盛，很容易损伤肝的功能。根据这一原则，秋季要食用酸味的水果和蔬菜，以及能够益气滋阴、润肺化痰的食物，而要少吃葱、姜、韭菜、辣椒等辛味食材。

此外，秋季宜多食温食，少食寒凉之物，以颐养胃气。如过食寒凉之品或生冷、不洁瓜果，会导致温热内蕴，毒滞体内，引起腹泻、痢疾等疾病，老年人、儿童及体弱者尤要注意。

◉ 糙米

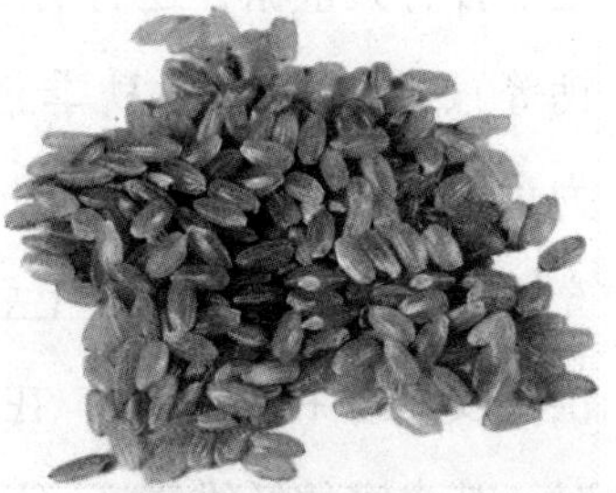

糙米是稻谷脱去外保护皮层稻壳后的颖果，相对于精米，糙米保留了谷物中更为全面的营养。在精米白面成为主食的今天，很多营养学家提倡多吃糙米，尤其是在秋季更应多吃。现代医学研究证明，秋季经常食用糙

米，能够预防动脉硬化、糖尿病、大肠癌，防止脚气病、老年斑和便秘，能强肝健体，消除疲劳，提高记忆力，消除焦躁不安的情绪，具有解毒的效用。同时，糙米还具有美容与健美的作用，对于防治皮肤粗糙、青春痘、暗疮、黑斑、皱纹、肥胖等，均有良好的效果。

◉ 香菇

香菇是秋季重要的"山珍"之一，在南方和北方都很受欢迎，被公认为最理想的保健食品，自古以来就有"素中之荤""蘑菇皇后""菇中之王""蔬菜之魁"等美称，是食用菌家族中的宠儿。

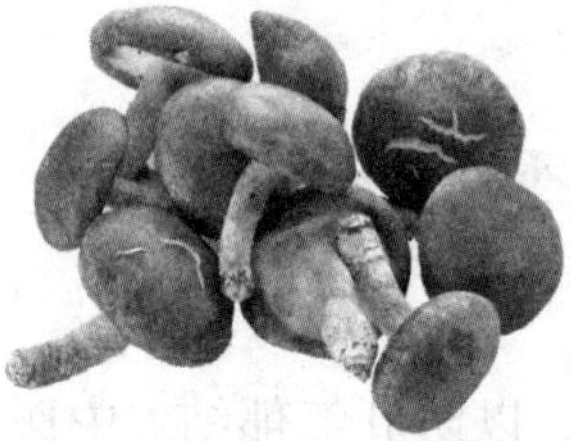

香菇是美味佳肴，也是重要的保健食品，在汉代已有利用香菇治疗疾病的记载，历代本草也多有收录。如《日用本草》谓之有"益气不饥，治风破血"之功，《本草求真》认为它能"益胃助食"。《本草纲目》中称它"乃食物佳品，味甘性平，益胃助食，理小便不禁，大益胃气，托痘，麻疹外出之功"。《现代实用中药》中说，香菇"为补充维生素 D 的要剂，预防佝偻病，并治贫血"。

◉ 土豆

土豆是我国传统的粮食作物，既可作为主食，也可做成菜肴。土豆含有大量糖，还含有 20% 蛋白质，18 种氨基酸、矿物质（磷、钙等）、维生素等。秋季宜吃土豆餐，因为食用土豆不必担心脂肪过剩，这是其他充饥食物望尘莫及的。土豆可以为人体提供必要的多种营养素，在补足能量的同时，其丰富的纤维素还可以加速胃肠蠕动，从而加速身体的排毒。

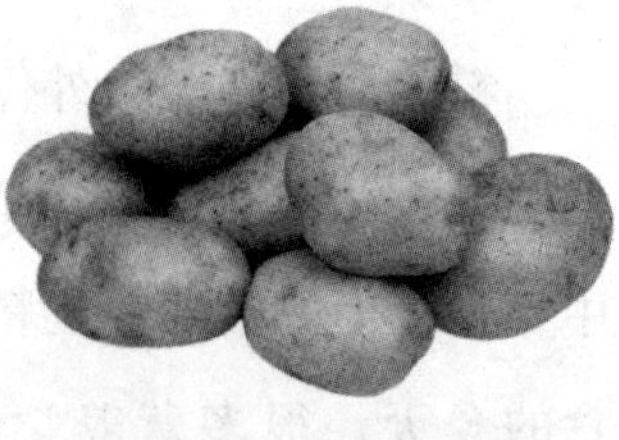

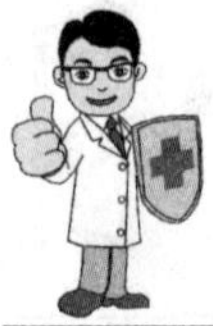

◉ **菊花茶**

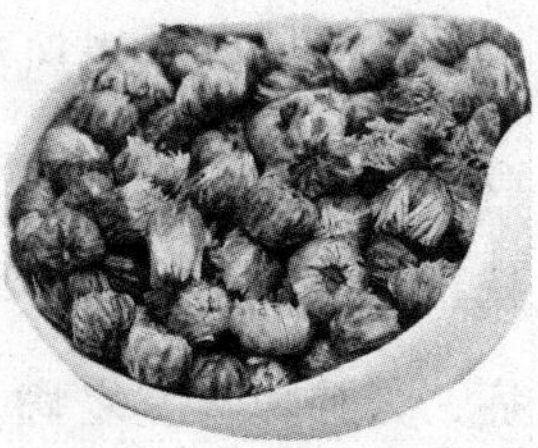

对付上火，最好的办法是多饮水，秋季宜喝菊花茶。菊花对治疗眼睛疲劳、视物模糊有很好的疗效。秋季每天喝 3 ~4 杯菊花茶，对恢复视力也有帮助。

菊花的种类很多，很多人会选择花朵颜色白皙，且大花朵绽放的白菊。其实，又小又丑且颜色泛黄的胎菊反而属上乘，无论是哪种菊花，都有良好的养生功效。菊花茶是不需加茶叶的，将干燥后的菊花放入茶壶内，用沸水泡或煮浓汁饮用是秋季一种很好的保健饮料。

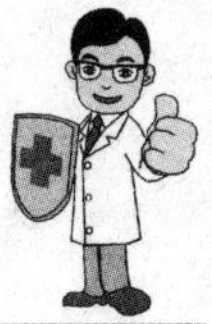

6. “饥餐渴饮”，不适合秋天养生

秋冬季节，许多人喜欢吃大补的食物，但是食用之后却出现口舌生疮、失眠、胃脘疼痛、腹胀腹泻等症状。中医认为，这种情况叫作“虚不受补”，也就是体质过于虚弱，吃了补品以后，反而无法承受营养品对身体的冲击，出现以上各种症状。

对于这种虚不受补的症状，中医认为要从改善体质做起，秋天最好不要吃大补的食品或药品，而是要“引补”。什么是引补呢？说得通俗一点，就是为冬季将要进行的大补做准备，调理好体质，打好基础。中医建议，秋季引补以食补为宜，食物的药性较为温和，食用之后不会对身体产生太大的负担。推荐食用芡实、山药、大枣、龙眼、百合、薏苡仁等，皆有补益气血、健脾补肾和调理脾胃的作用。

另外，体质较虚者还可适当多吃一些瘦猪肉、牛肉、鸡肉以及蜂蜜、蜂王浆、牛奶、鸡蛋、豆浆、大枣等，此类食物有扶正祛邪的功效。同时，患风湿病的年老体弱者，多在冬季发病，凡由肝肾亏虚、气血不足、寒湿痹阻所致者，如能在秋季服用独活寄生丸以扶正祛邪，则能在冬季拒邪于体外；慢性支气管炎与支气管哮喘等症，为肺脾两虚之病，冬季寒冷时常使咳嗽、气喘加剧，如能在秋季服用蛤蚧大补丸，并食用核桃肉等，以补肺益肾纳气，则可减轻发作症状。

秋季引补，不妨以喝粥为主，这里简要介绍一些适合秋季保健食用的粥品。

◉ 黑芝麻粥

黑芝麻6克，粳米50克，蜂蜜适量，水煮成粥。黑芝麻粥具有润肠通便、益五脏、壮筋骨的作用。适用于肝肾不足、虚风眩晕、风痹、瘫痪、大便燥结、病后虚羸、须发早白、妇女产后乳少等。

◉ 鲜藕粥

粳米250克，鲜藕100克，加水适量，共煮成粥。鲜藕具有清热生津、开胃进食、凉血止血的作用。鲜藕粥适用于肺胃有热、口渴口臭、咳痰咯血、跌打损伤、瘀血滞留等。

◉ 玉米面粥

玉米面50克，精盐少许，加水适量，煮成糊粥。玉米面粥具有调中开胃、利尿止淋的作用。适用于食欲不振或因三焦气化不利而引起小便短少，甚至尿道涩通、石淋等。

◉ 白木耳粥

粳米250克，白木耳15克，加水适量，共煮成粥。白木耳粥具有润肺止咳、益气补肾的作用。适用于阴虚内热燥咳、气阴两虚等。

◉ **苹果粥**

苹果500克，西米、白糖各100克，加水适量，共煮成粥。苹果粥具有生津、润肺、除烦、解暑、健胃等作用。适用于气力不足、反胃、消化不良、肠炎痢疾、大便干结、高血压等。

◉ **菊花粥**

菊花30克，粳米100克，先将菊花煎汤，取汁再煮成粥。菊花粥具有散风热、清肝火、明眼目等作用。适用于秋季风热型感冒、心烦咽燥、目赤肿痛等，对心血管疾病也具有较好的防治作用。

◉ **枸杞子粥**

枸杞子30克，粳米100克，加水适量，同煮成粥。枸杞子粥具有滋补肝肾、明目补虚等作用。适用于中老年人肝肾阴亏、视物模糊、腰酸腿软等。

三、早睡早起身体好，秋季健康很容易

1. 秋三月，生活起居有节律

“春捂秋冻”是我们熟知的养生准则，春天要尽量保暖，而秋天则在一定程度上要挨些冻，只有这样才能对身体有好处。《黄帝内经》讲，一年四季之中，大自然的阳气是春生、夏长、秋收、冬藏，

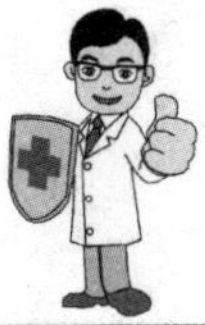

对应的气候特点是春温、夏热、秋凉、冬寒，人体阳气变化同样要与之相适应。春季，初生之阳如刚萌芽的幼苗，难以抵御早春的严寒，就要想办法使之去寒就温，好像北方春季种蔬菜要采用温室一样，对应养生的要求就是要“春捂”。到了秋季，人体阳气转入收敛状态，只有很好地收藏，来年才能有生发的基础。“阴阳制约”，秋凉为阴，会对阳气形成制约，一定程度上，外部的阴气越盛，对体内阳气的制约作用自然越强，就越有利于阳气的收藏。

洗澡的时候，水温不必太高，在20摄氏度左右即可，这个温度可以加强神经的兴奋功能，洗浴之后神清气爽，头脑清晰。

“秋冻”虽然有很好的养生效果，但是不能盲目进行。秋季气候整体趋向于寒冷，特别是深秋时节气温、风速、气压等变化大，不利于一些疾病的控制。所以，对于心血管病、溃疡病、脑血管病等慢性疾病的患者来说，不仅不能秋冻，相反还要注意及时保暖。抵抗能力弱的人、老人和小孩也不宜“秋冻”。

“秋冻”的时机非常重要，哪怕一个十分健康的人，在晚秋凄冷的夜里冻几夜，那也会冻出病来。初秋，暑热未消，气温变化还不是很明显，此时，少穿一点衣服，稍微感到一点凉意是可以的，“冻一冻”有益健康。晚秋，早晚温差大，一旦有强冷空气活动，就应该及时、适量的增添衣物保暖。

其次，“秋冻”也要视部位而定，并非所有的身体部位都可以随意受寒，人体的很多部位是冻不得的，例如头部、脚部、腰部、腹部。头部是诸阳之会，受寒时容易导致阳气耗散，天冷外出时最好戴帽子，洗头也要用热水。脚冷全身冷，脚是人体中离心脏最远的地方，却汇集了几条重要的经脉，双脚受寒，容易导致全身冰凉，身体抵抗力下降，病邪就会乘虚而入。腹部和腰部也是重要部位，中医讲，人的阳气根于肾，而腰为肾之府，阳气从此向全身散布，温暖全身。一旦后腰部受寒，肾气受损，人就会感到怕冷、无力，出现倦怠、食少、大便稀薄等症状。腹部受凉容易引起胃肠不适，对女性的伤害程度更深。

2. 把握冷暖，“秋冻”好过冬

刚入秋的时候，暑气还没有完全消散，秋阳余炎，气温还是比较高的，再加上秋雨连绵，湿度偏高，会让我们觉得更加闷热，我们通常把这个时期称作“秋老虎”。白露过后，雨水会大量减少，气候变得越发干燥，昼热夜凉，此时很容易生病，因此有人称秋季为“多事之秋”。所以在秋季养生的过程中，一定要按照“养收”的原则去进行，以养护体内之阴气。

秋天气候逐渐变得干燥起来，阳气渐收，阴气渐长，极容易造成人情绪的波动，或烦躁，或忧伤，从而让人觉得难过、忧愁。在秋季养生的过程中要调理精神，做到放松神智，心平气和，以此来缓解秋天四处飘散的肃杀之气，从而保持自己身心的愉快。另外还要多参加户外活动，帮助我们调节心情、排除抑郁，使胸中郁积一扫而光，以适应秋天阴阳的升降变化。

气候干燥是秋天最为主要的特点。秋季我们的呼吸系统容易受到冷空气的刺激，抵抗力减弱，让病菌有了可乘之机，这时候是最容易得风寒感冒的，还会引起扁桃体炎、气管炎和肺炎等。哮喘和慢性气管炎的患者，在秋季时病情往往会加重。所以在秋季要对我们的肺进行特别的关照，因为燥邪最先侵犯的就是肺，极容易出现干咳。

饮食方面，我们应当遵循滋阴润肺之原则。适当吃些甘蔗、生梨、荸荠、柚、枇杷等滋阴润肺之品，都能够很好地润燥滋阴，也可烹饪些冰糖银耳粥、百合莲子粥、川贝冰糖羹等，都能够止咳化痰、润肺滋阴。

秋天天气逐渐转凉，自然界中的阳气慢慢消退，体内的阴气不断滋长，昼夜温差变化大，这时候最容易犯脾胃的毛病，特别是胃溃疡患者时常会病痛发作，这时候就应该对脾胃进行调理。所以患有慢性胃炎或者胃、十二指肠溃疡的人，要给自己的胃一个温暖的环境，适时增添衣服，夜晚盖好被褥，防止着凉以后旧病复发。不应暴饮暴食，多吃健胃、助消化的食物，不吃油腻的食物，最好不要食用生冷的水果，注意食品安全，否则极容易湿毒入肠，致使发生腹痛、泄泻。

秋季天气干燥，极容易导致皮肤干裂、积累皱纹、口干咽燥、声音嘶哑、毛发脱落、口渴、便秘等一系列燥症，我们经常称之为“秋燥症”。秋燥不仅让我们的身体感到不适，而且也极容易造成感染性的疾病，如感冒、疖肿、鼻炎等。因此，秋天必须要做好润燥的工作，要保持空气中的相对温度与相对湿度，应该多吃润燥的食物。如沙参、麦冬、燕窝、西洋参、石斛、玉竹等，燕窝性味甘平，入肺经、胃经、肾经，有益虚补损、滋阴润燥、化痰止嗽之功，常用于肺肾不足、虚损痨瘵、咳嗽气急等；西洋参味苦、微甘，性凉，入心经、肺经、肾经，可补气养阴、清虚火、生津液，非常适合气阴不足、津少口渴、肺虚咳嗽、虚热烦躁等。此外，秋季应当尽量早睡早起。早睡能够滋养阴气，早起能够润燥通肺，以补充体内津液。

3. 气候干燥，起居要防静电伤身

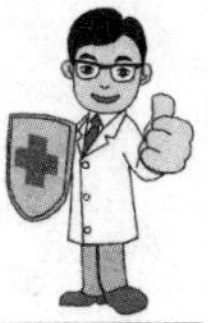

秋天和冬天相对干燥，人在活动时，身上就会产生静电。另外，随着家用电器的增多，电器所产生的静电荷会被人体吸收并积存起来，而房间内的墙壁和地板大多是绝缘体，空气干燥时，更容易产生静电。

老年人的皮肤相对干燥，老年人心血管系统抗干扰能力减弱，加之老年人心血管系统本来就有各种病变，更容易受静电影响使病情加重或诱发室性早搏等心律失常。过高的静电还常使人焦躁不安、头痛、胸闷、呼吸困难、咳嗽。

静电对健康有一定影响，孕妇尤其要小心，应注意采取有效措施防止静电。专家说，静电是一种既看不见又摸不着的东西，它附着于物体的表面，只有在与其他物体相互作用时才会释放能量。持久的静电可引起人体血液的 pH 升高，尿中钙排泄量增加，血钙减少，对孕产妇的健康危害最大，静电可致孕妇体内孕激素水平下降，让她们容易感到疲劳、烦躁和头痛等，因此有必要适当防范。

生活中静电的产生主要有以下几种原因。

◉ 空气干燥

当空气湿度较小时，人体容易吸收和蓄积电荷。

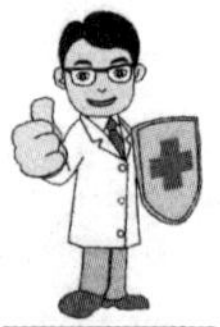

◉ **衣服和皮肤的摩擦**

穿毛质和化纤质地的衣物易产生静电。

◉ **皮肤干燥**

人的体表过于干燥，容易使电荷蓄积，尤其是皮脂腺分泌比较少的人，在干冷的天气里容易受静电困扰。

◉ **办公设备释放的静电**

如电脑荧幕容易生成和释放电荷，所以经常使用电脑的人体内容易蓄积静电。

◉ **室内电荷不能释放**

由于居室内的墙壁和地板多属绝缘体，而且室内空气干燥，如果再穿上绝缘的胶底鞋，那么人体内蓄积的电荷无法及时释放出去，就会产生静电。

水是良好的导电体，因此增加空气中的湿度可以有效防止静电的产生。预防静电，要根据静电产生的原因“对症下药”。室内应保持一定的湿度，可勤拖地、勤洒水，并且在室内多种些适宜的花花草草，或用加湿器加湿。要勤洗澡、勤换衣服，以消除人体表面积聚的静电荷。使用保湿性能好的护肤品，以保证皮肤的水分。梳头发时，先将梳子蘸一下水，也可以消除静电。

避免长时间与电脑接触，经常开窗换气，让室外的空气能够进到屋内。长期在静电场环境中生活的人，因为体内静电的积蓄，容易导致心烦意乱，对身体健康不利。要适当增加营养元素的摄取，可以多吃一些富含维生素的食物，如胡萝卜、卷心菜、西红柿等。这些食物可以提高血液的酸度，维持人体正常的电解质平衡。

在接触门把手、水龙头等金属物品时，人手上的电荷会瞬间释放出去，使人感到触电一般，为了避免这种情况，可以先用手摸一下墙壁，这样可以释放出一部分的电荷。

四、调情养志，让“悲秋”离你而去

1. 从点滴开始，让“悲秋”远离你

整个秋季包括立秋、处暑、白露、秋分、寒露、霜降6个节气，初秋时气温仍然较高；白露之后，雨水减少，昼热夜凉，昼夜温差较大，容易感冒、旧病复发。秋季时，肺部气血运行旺盛，这个时候养肺能够让肺部气血更加充足，让肺部功能更为健全。

此外，秋季天气寒热多变，寒凉之气、秋燥之气易伤肺，容易出现感冒、咳嗽等症，因此秋季养生的重点就是养肺。

首先，养肺必须顺应秋季阴阳变化，古人通过阴阳理论解释秋季变化，天地间的阴气逐渐上升，阳气逐渐衰减，阴长阳消，气机逐渐收敛，所以我们养肺的时候要以“收养”为原则。

秋季要做到早睡早起，因为秋天的晚上逐渐转凉，经过炎热的夏季，人们习惯了夏季的酷热天气，无法完全适应秋季天气早晚气温变化。早睡不但可以顺应阳气收敛，还可避免凉气伤肺。早起能够让肺气得到舒展，还可防止收之太过。

秋季养肺还需注意调节情绪，情绪变化易伤及肺部健康。秋季气温逐渐下降，一片萧条，人很容易变得伤感，情绪忧郁，此时应该注意调节自己的心境，培养乐观情绪，保养肺部。

肺的主要功能为呼浊吸清，吐故纳新，掌管着人体之气的呼吸，调节气的升降、出入，进而确保人体正常新陈代谢的过程。气为生命活动之根本、动力。很多疾病的出现都和人体的气有关，因此，养肺还需从养气入手。

说话多了会耗气，让人觉得疲倦，所以要少说话，养内气；减少性生活，养精气；饮食要清淡，养血气；唾液为人体之宝，富含多种有益成分，吞咽唾液能够养五脏之气；愤怒会打破人体气血的正常运行，最先伤害到肝脏。只有做到不悲不怒，才可以更好地养护我们的肝气；饮食要有规律，少吃生冷黏滞、肥甘厚味、不易消化的食物，进而养护胃气；少思虑，养心气。

气血为人体各个器官营养运输的载体、废物排泄的关键，气血下降，营养的输入、废物的排出都会成问题，也就是新陈代谢过程会出现问题，新陈代谢的过程受阻，则易生病。调养气血最重要的一点就是调摄情志，进而达到养血的目的。《黄帝内经》中认为，精神内守可调养五脏。由此我们也能看出，调养情志也是养肺的重点。

保持心境的平和、降低名利欲望，避免受外界的干扰，遇到不开心的事情善于转移自己的注意力。可以通过闭目养神的方法去放松自己的身体和精神。

2. 秋季易忧郁，心宽更健康

临床研究结果表明，意识和精神的不良方面会像毒药一样以情绪的方式对我们下丘脑的活动产生直接的影响，不断地削弱我们的免疫系统，最终诱发疾病或导致疾病长久不愈。所以，要建立健康的思维模式，将心理上的自我破坏态度转变为自我治愈态度，就能够开启我们身体的自动回复机制，使身体恢复健康。

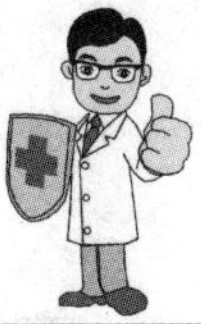

《黄帝内经》中讲："人有五脏化五气，以生喜怒悲忧恐。"正是由于这一点，人产生的负面情绪都会对身心有一定的影响。那些没有解决的心理问题还会造成内心的紧张，这种紧张又会使体内的生命物质出现流通障碍，这些障碍也是导致生理疾病的因素。"心宽一尺，病退一丈"，人将心放宽了，才能够击退疾病，那如何才能保持心宽呢?

（1）要宽大为怀，俗话说："心宽体胖。"一个总保持心宽的人，一定是满面春光、笑容可掬的。不管何时何地都要宽大为怀，这是一种智慧，一种沉淀。

（2）心静如水，将疾病"化险为夷"。只要自己心静如水，心性明朗，就不会有什么事能够阻挡你前行的道路。一个人若是能做到怡然自得，保持乐观向上的状态，就能够战胜困难和病魔，保护自己不被负面情绪和疾病打败。

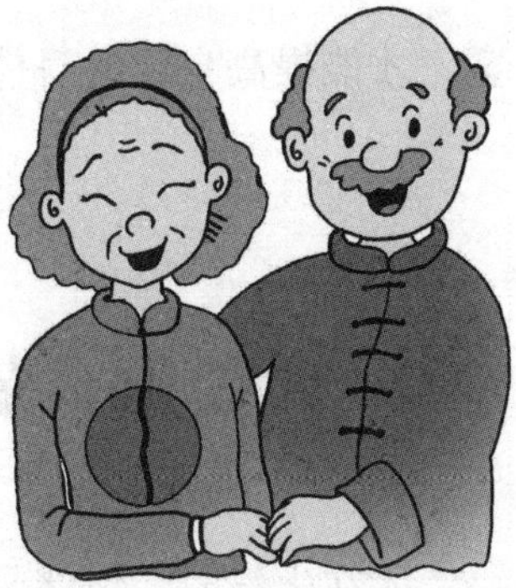

（3）随遇而安，安常处顺。它是知足常乐的内涵，只要保证自己习以为常的生活，有勇气面对一切风云变幻，那么，与成功的距离就是咫尺了。当我们遭受疾病所带来的痛苦时，要尽量想开一些，随遇而安，积极治疗，才能够保全自己。

（4）喜欢并爱护自己。不要总想着怎样去改变自己，要学会认可自己，接受自己，拥抱生活，还要成熟、客观地去理解生活，要懂得感恩，善待自己。

（5）发展自己的爱好。坚持自己的兴趣、爱好，还要保持好奇心和求知欲，才能够帮助我们保持健康的体魄和和谐的心理。多和积极、乐观的人交往，尽可能不与消极、悲观的人接触。

（6）不要将问题“严重化”。不要为无关紧要的事情而发牢骚，也不要将事情看得太过严重，将所有的错都归咎到自己的身上。不断地寻求新的爱好，关心周边的事情，对生活要充满新鲜感，全身心地放松心情，心宽一尺，病退一丈。

（7）对于那些压得你喘不过气来的事情，要学会放下；还要学会看到事物好的一面。学会让自己心平气和，保持平常心，不计较那些微不足道的事情。去除心中那些对于你来说是负担的事，停止做那些无谓的事，不走极端，做到“不以物喜，不以己悲”。

总之，开心能够使人心宽，开心能够防病，所以，要让自己心宽，才能提高自己的身体素质，疾病才不会找上你。

3. 听音乐，最时尚的调心法

人在生气时，情绪易冲动，常有失态之举，若在怒气未消时听到疯狂而富有刺激性的摇滚乐，无疑会助长人的怒气。一曲节奏明快、悦耳动听的音乐，不但能给人以精神上的享受，缓解精神压力，而且还能促进健康长寿。

国内外音乐家长寿者甚多，如著名歌剧《茶花女》的作曲者居塞比·威尔第活到了 88 岁；世界钢琴大王李斯特活到 75 岁；宋代著名的文学家欧阳修享有高寿，他在谈到音乐时说：“予尝有幽忧之疾，退而闭居，不能治，既而学琴于友人孙道滋，受宫声数引，久则乐之愉快，不知疾在体矣。”

听音乐也是现代人很好的一种放松方式。当你悲伤的时候，音乐会轻轻拭干你的泪水；当你痛苦的时候，音乐可以让你超脱；当你烦恼的时候，音乐会拂去你心中的不快，使你乐而忘忧。

音乐悠扬舒缓的旋律、节奏、音调，能调节人的情绪。“听曲消愁，有胜于服药矣”。音乐可以让我们变得年轻，那么我们平时如何听音乐呢？

清晨，我们可以选用舒伯特和肖邦的钢琴、小提琴独奏、协奏曲或室内乐曲为宜，也可选用其他中速、柔和、抒情的乐曲；早、中、晚三顿饭之间，可以选用亨德尔、巴赫或施特劳斯的凯旋曲、弥撒曲、进行曲或圆舞曲为宜，因为这些威武雄壮、高昂激越的乐曲，可使人热血沸腾、激情满怀，产生积极向上的力量；晚饭后，可选用较随便、轻快、活泼的音乐小品；临睡前，选用各种摇篮曲和慢速度的乐曲催眠，效果明显。

可以看出，培养对音乐的爱好，听听能使自己心情愉快的音乐，不仅可以丰富我们的生活内容，获得美的享受，而且能增进身心健康，延缓衰老。

4. 花鸟鱼虫，让生活中多点乐趣

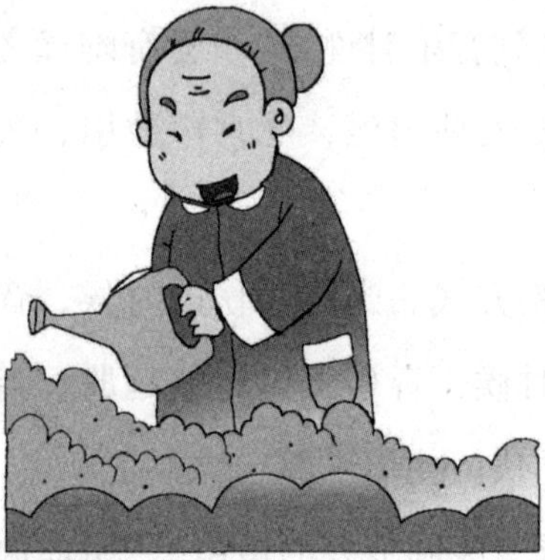

花鸟鱼虫、花香四溢，让繁华的闹市多了一分生机，让钢筋水泥铸成的高楼大厦多了一分活力。老年人养花能修身养性，赏花能赏心悦目，有益身心，健康长寿。养宠物能减轻内心的孤独感。民间有一句关于养花长寿的谚语，“常在花间走，活到九十九”。室内开放的花朵，能有效缓解人的疲劳，让人更为宁静。

花能让室内的空气更加清新，有的花卉有净化空气的作用。养花能调节人的情绪，种花、浇水、施肥、赏花的过程中，你会觉得自己心情舒畅，愤怒和焦躁消失了，产生了对美好未来的向往之情。室内种养的花卉能营造出自然的氛围，提升生活里的诗情画意，陶冶情操，改善老年人的精神世界。

玫瑰花有抗衰养颜的作用，《本草正义》上有记载：“玫瑰花，香气最浓，洁而不浊，和而不猛，柔肝醒胃，理气活血，芳香诸品，殆无其匹。”可见玫瑰花对人体健康大有益处，而且玫瑰花瓣还能泡茶、泡酒、熬粥、制作点心等。用玫瑰花泡茶能缓解心情不好而出现的胃痛，有疏肝解郁之功，还可美容养颜。

菊花有散风热、平肝明目之功，能预防心脑血管疾病、提神降压。菊花品种繁多，盛开之时赏心悦目，有的秀丽淡雅、有的鲜艳夺目、有的昂首挺胸，盛开于秋风萧瑟之时，给人以坚强和希望。用菊花泡茶可调节心肌功能、降低胆固醇，辅助治疗冠心病、高血压、血清胆固醇过高等症。而且菊花茶香气浓郁，可以在一定程度上松弛神经、舒缓头痛。《西京杂记》上有记载，“菊花舒时，并采茎叶，杂黍米酿之，至来年九月九日始熟，就饮焉，故谓之菊花酒”。当时帝宫后妃皆称其“长寿酒”，将其当成滋补药品相互馈赠。

百合端庄淡雅，叶片葱绿，花色洁白，自然优美。肺功能不好的老年人可栽种百合，百合的茎和花都能入膳、入药，老年人食用之后不但能提升机体抗病能力，还能保健、镇咳、润肺。

花卉的种类繁多，各有各的特色，在此不做一一介绍，只是想告诉大家，养花既能养眼，又能养心，还可保健身体。

想要养好花卉，掌握基本的养护知识是必需的。学习养花知识，可以查阅相关资料和书籍，也可以向别人请教，或是参加专门种养花卉的知识学习班。花卉如人，也会出现喜怒哀乐等变化。在养护过程中，应该细心观察，注意各个操作环节，不能太过随意。还要提醒大家注意，养花也有一些忌讳，需要格外注意：尽量避免香味浓烈的花卉、花卉数量不宜过多、尽量避免养有毒性的花卉。

再来说说养鸟，这一喜好从古代开始盛行，尤其是清朝的八旗子弟，提笼架鸟是身份的象征。那么养鸟究竟有什么好处呢。家庭养的观赏鸟中，有的叫声高亢激昂，有的叫声清灵流畅，有的叫声甜润婉转，有的叫声缠绵悠扬；鸟的羽毛有的缤纷如彩虹，有的素雅如兰花，有的纯净如白莲；鸟的活泼程度就更不同了，有的可以边飞边舞，有的可以表演才艺，有的能学舌逗笑……

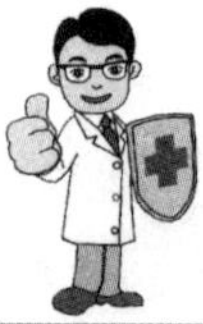

老年人养鸟的时候为自己心爱的鸟买一只舒适的鸟笼，每天逗逗鸟，喂喂鸟，遛遛鸟，在特定的时间拎着鸟笼子到环境清静、优雅的地方遛鸟，整个人处在这样的环境中身心舒畅，而且能在遛鸟的过程中锻炼身体，促进大脑活动，达到健身益智的目的。

鸟儿的羽毛非常漂亮，叫声悦耳动听，能带给老年人喜悦感、满足感，对精神健康大有好处，能激发老年人对大自然和生活的热爱之情。

有了鸟儿的陪伴之后，老年人的生活就会充满乐趣，少了寂寞和枯燥，进而消除其心理上的孤独感。茶余饭后遛遛鸟，或者教自己心爱的鹦鹉说话，既是消遣娱乐，又能解闷除烦。

老年人上了年纪之后由于身体原因不愿意出门，不愿意参加社交活动，在家是孤独一人，出门又担心交际的问题，无形之中缩短了交际圈子，不利于身心健康，而养鸟、遛鸟的过程中老年人可以跟那些和自己有共同爱好的人交流关于养鸟的认知和了解，不但能增长知识，还能扩大交际范围，让自己重新回归到人群当中，并从中获得快乐感。

最后说说养宠物，养宠物的过程中能激发老年人的爱心，与宠物产生心灵上的互动。宠物就像老年人的孩子，能带给他们乐趣，化解老年人产生的负面情绪。宠物是老年人的“伴侣”“孩子”，在生活中扮演着不同的角色。儿女、老伴不在身边的时候，老年人可以和宠物散步、读书、看电视等，和宠物之间的交流能弥补“空巢”产生的孤独感。宠物可以为老人提供陪伴、休闲和保护，毫无保留地给予爱和陪伴。老年人可以选择养愿意与人靠近乖巧的猫咪，听话的小型犬或中型犬。

五、丰收的秋季，应该远离疾病享受安逸

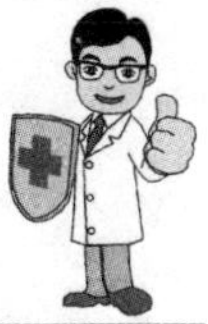

1. 金秋一到，先防“秋乏”

秋季是从热转寒的季节，降水量逐渐减少，地气清肃，气候转燥，人体表现出汗液蒸发快、皮肤干燥、皱缩增多，口干咽燥、口唇干裂、眼睛干涩、毛发脱落增多、便秘等。

秋燥可分为温燥、凉燥两种，中秋之前，夏季的余热还没有褪去，易表现出温燥，主要症状包括头痛、少汗、口渴、心烦发热、鼻咽干燥、干咳少痰，甚至会鼻衄。中秋以后，天气会逐渐转凉，主要表现出凉燥，主要症状包括恶寒无汗、鼻鸣而塞、口咽干燥、胸满气逆等。不过不管是温燥还是凉燥，都为燥邪，主要原因为津液损伤。

中国有句俗话叫“春困秋乏”，过了夏季的酷暑湿热，很多人都会受“秋乏”的困扰。和秋季交接的“伏天”气温炎热、湿度大，湿热交蒸，导致身体大量排汗，水盐代谢失调，气随汗液排泄，机体消耗掉大量的气血、津液。并且，夏季白昼长，天气热，睡眠质量就会降低，心神失养，脏腑功能降低，胃肠功能下降，饮食补充不能满足生理需求，如此一来，炎热的夏季一过，身体处在过度消耗阶段。

进入秋季之后，夏季带给人的消耗因素虽然减弱，可气血、津

液的恢复是需要时间的，脏腑功能的恢复是个逐渐的过程，并且，秋燥当令，容易耗伤身体内的津液，机体对津液的需求更大，需要大量做功来满足自身生理需求，在这个过程中会耗费大量能量，机体处在“邪虽去，正未复”的状态，难免会疲惫、乏力，昏昏欲睡，很多时候虽然夜间睡得很好，可是第二天仍然精力不足，稍微活动就会疲乏、精神萎靡，表现出四肢乏力、精神淡漠、口舌干燥、咽干、鼻子干等症状。

《黄帝内经》上有记载：“秋三月，此谓容平……早卧早起、与鸡俱兴。使志安宁，以缓秋刑，收敛神气，使秋气平，无外其志，使肺气清，此秋气之应，养收汁道也。”意思就是说，秋季要早睡早起，确保充足的睡眠时间，早睡能养阴敛气，早起利于舒展肺气。到户外呼吸新鲜空气，有助于补充机体之津液，旺盛精力。秋季皮肤水分蒸发得迅速，肌肤外露会由于水分缺乏而粗糙，弹性会变差，甚至皲裂，所以秋季洗浴的时候要注意不能用碱性过大的洗浴产品。为了避免皮肤皲裂，洗浴之后要注意擦干身体，及时涂抹护肤霜，如果口唇干裂了，也不能用舌头舔，因为用舌头舔了以后，口唇会变得更加干燥，可以涂抹些补水保湿效果好的唇膏或直接涂抹芝麻油。

入秋之后，很多人会表现出大便干燥之症，排便没有规律，很多时候三四天排一次便，每次排便都非常痛苦，秋季之所以容易便秘，也是由于秋季气候干燥，燥邪伤津液，会使得肠道干燥，诱发便秘。可适当吃些高纤维、清润、酸味的食物，多喝水，少吃油腻、辛辣之品，避免胃肠疾病的出现。

汤是养生佳品，也可用于防秋燥，比如百合冬瓜汤、鲫鱼汤、山楂排骨汤等都是非常不错的滋阴润燥汤。此外，枇杷、蜂蜜、芝麻、豆浆等都是不错的润燥食物。

秋季是大枣成熟的季节，多数人都知道大枣能补血，但却很少有人知道大枣能宁心安神、益智健脑、提升食欲、除腥祛味、抗过敏、提升机体免疫力，有助于防治高血压、骨质疏松、贫血等症，是非常好的滋补品。

秋季是运动的好时节，最适合秋季的运动是健步走，健步走能提升肺活量和膈肌强度，增强肺功能，与此同时，还可以排出身体中的废气，缓和慢性肺气肿、支气管炎等症。不过要注意，健步走不能太过疲劳，至微微喘气即可。

2. 初秋，注意脑卒中

脑卒中，是一种脑血管疾病，多见于中老年人。脑卒中主要表现为脑内动脉狭窄，闭塞或破裂，而造成急性脑血液循环障碍，由于发病突然，难以预测，致使死亡率和病残率都较高。大量的医学统计资料表明，70%以上的中老年脑卒中发生在秋季。因此，许多医学专家把脑卒中称为“秋季神经科流行病”。

脑卒中虽然是一种猝然发生的疾病，但是它也需要经过长时间的酝酿，才会最终导致疾病。而在疾病形成的过程中，往往会释放出一些信号。如果了解这些信号，在秋季生活中积极采取有效的预防措施，就会大大减少危害，甚至将脑卒中有效地控制和避免。据调查发现，患者中约70%都出现某些先兆，突然眩晕或头痛突然加

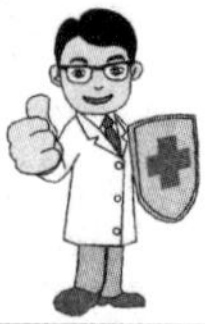

剧，暂时性看不清、舌根发硬或说话不清，一侧肢体突然麻木、乏力、活动困难；精神疲乏，频打哈欠或恶心呕吐；情绪无法控制，智力减退，无原因的疲惫嗜睡等。若发现上述先兆症状，应及时就医诊治。

统计表明，一年之中最容易发生脑中风的季节是晚秋和早春，而发病高峰期就在气温短时间内降到 0 摄氏度时。心脑血管病患者每天都要注意保暖，同时注意收听天气预报，关注天气的变化情况，当听到气象预报有大风降温，以及气温可能下降到 0 摄氏度时，应及早添加衣服并服用抗凝血药物。

曾经有过脑卒中经历的患者，要注意保养，防止复发。脑卒中痊愈后在晚秋又容易复发，脑卒中患者中有 30% 的患者是会再次复发的。有过一次发作的经历后，便应当更加警惕。

那么，如何预防秋季中老年人脑卒中呢?

◉ 重视预防诱发因素

如高血压病、高脂血症、糖尿病、动脉硬化、冠心病等，这些症状是引发脑卒中的根源。在脑卒中患者中，90% 以上患有高血压，尤其是平时没有明显症状而家族中有上述病史者，更应重视并加以预防。

◉ 重视高血压的防治

重视高血压的防治可使脑卒中发病率降低 50% 以上。在科学合理地使用降压药、降糖药、降脂药以及软化血管药的同时，还要注意合理安排好生活，做到劳逸结合，保证充足的睡眠，重视防寒保暖，避免情绪波动，防止过度疲劳和剧烈运动。

◉ 秋季日常膳食宜清淡

多食新鲜蔬菜、水果等富含维生素的食物，戒除烟酒等。

◉ 不要采取单一的预防措施

脑卒中的致病因素有很多，气候的变化只是增加了发病的概率，而不是发病的根本原因。因此，预防和治疗脑卒中时不能采取单一措施，而是应当将以上几种方法结合起来。

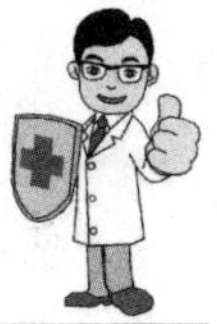

3. 秋季防治哮喘，不松懈

在当今社会，哮喘是一种的常见呼吸道疾病。

通常意义上说，哮喘是比较温和的，只要进行简单的治疗就可以治愈，即使是非常严重，经过细心的调养，也是可以治愈的。

哮喘病最担心的就是延时治疗，一旦延误就可能发展成肺心病、肺气肿、呼吸衰竭、心脏衰竭，甚至窒息死亡。另外，哮喘患者的身边必须有人照顾，否则很容易出危险。

从中医的角度讲，哮喘是因为肺、脾、肾三脏功能出现问题，致使体内的津液淤积而成“宿痰”，一直在肺中潜藏。如果这个时候出现一些小症状，比如外感风邪、暑湿等寒气或是饮食不适、过度疲劳等，这些“宿痰”潜藏在肺部，就会伺机而动，阻塞我们的肺气，引发哮喘。

更直白地说，哮喘的成因就是“宿痰内伏”，就如《症因脉治·哮病》中记载：“哮病之因，痰饮留伏，结成窠臼，潜伏于内。”中医讲，肺依托百脉，可以有效推动血液的运行。哮喘患者假若是肺功能非常差，就会出现血瘀；哮喘发作的时间长了，肺气也会出现损害，气虚血弱无法正常地运行血液，也会出现血瘀的症状；痰瘀，即痰之间相互粘结，导致哮喘病反复发作。因此，肺、脾、肾三脏气血的失调，导致经络瘀阻，是哮喘病最为主要的原因。

哮喘的类型可以分为寒哮和热哮，如果将类型搞混，不仅起不到治疗的作用，还会让病情加重。

治疗寒哮应该温化散痰，治疗热哮应该祛痰清热，千万不要混乱用药。那如何进行区分呢？

有一个很简单的方法，假若患者的痰是色淡清稀的，并且有肢冷的感觉，那么就是寒症的哮喘，应该采用射干麻黄丸；如果患者痰的颜色是黄稠或是白黏的，并且面红耳赤、全身发烫，那就是热哮的症状，就应该用止咳定喘口服液。

哮喘病如果刚吃完药又发作了，该怎么办呢？

可以按揉手掌上治疗哮喘的穴位——咳喘点。咳喘点位于食指、中指分叉处的手掌上约 1 厘米的地方，哮喘发作的时候按揉这个地方，哮喘就会得到缓解，也可以采用艾灸的方法，感到发烫的时候，将艾条移开，过一会儿，再进行艾灸，艾灸以后哮喘就会得以缓解。

另外，三间穴和肺点穴也有治疗哮喘的作用。哮喘病发作的时候，按揉咳喘点的同时，还可以对这两个穴位进行按揉。

经常对这两个穴位按压、揉搓，不仅可以止咳，还能有效治疗哮喘。

第五章

养精蓄锐，冬季要滋补身心

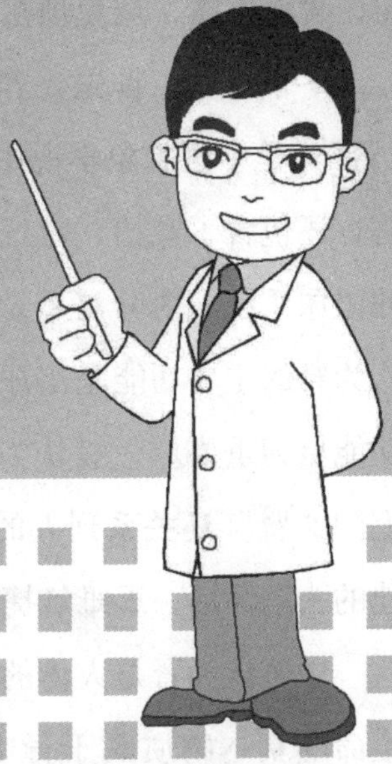

一、冬季养好肾，身体的根基才牢固

1. 养好肾，冬季要避咸忌寒

许多动物在寒冷的冬天会冬眠，这并不是因为它们怕冷，而是因为冬季食物匮乏，冬眠可以减少能量的消耗，使它们得以安全地度过冬天。人也要顺应季节的变化，选择合适的保养方法。

冬天天寒地冻，万物肃杀，是生机潜伏闭藏的季节，因此，冬季养生应当顺应自然界闭藏的规律，抑制情志活动，保持精神的安定，含而不露，避免烦扰，使体内的阳气得以潜藏。

冬季保养，首先要养肾，肾在五行之中对应着水。中医所说的“肾”，是中医脏象学说中的概念，它指的并不仅仅是具体的肾脏器官，还包含了肾精、肾气、肾阴、肾阳等多种概念，相当于西医中的泌尿系统、内分泌系统、生殖系统、呼吸系统等多个系统。西医认为肾的主要功能是泌尿功能，中医则认为“肾”在生殖系统上的功能更为重要。一般认为，肾功能好，生殖能力就强。此外，中医上的“肾”还关系到人的中枢神经系统，认为一个人肾气充足，则他的头脑灵活、思维敏捷。

中医认为肾是人体的先天之本，肾主藏精，主生长发育和生殖，生命的基本物质藏于肾中。在自然界中，生命是一个生、长、化、收、藏循环往复的过程，人体也不例外。这五种功能分别与人体的五脏相对应，即肝主生、心主长、脾主化、肺主收、肾主藏。所谓的“先天”，指的就是肾精。

人就好比一棵大树，到了冬天，树叶掉落，支撑成长的物质和能量聚集到根部，埋藏在地下，为来年的生长储备力量。一棵树能否在春天抽出绿芽，能否在夏天枝叶繁茂，能否得到在秋天再次落叶，都要取决于冬天储藏的能量是否充足。树根扎得越深，收藏的能量越充足，生命力就会越旺盛；相反，树根扎得越浅，收藏的能量越少，树的生命力就越脆弱。人体也是一样，人的生、老、病、死是由肾精决定的。幼年时期，肾精稀少，逐渐充盈，行动能力较弱；到了青壮年，肾精充盛，达到顶点，人的体格壮实，筋骨强健；到了老年，肾精衰竭，形体衰老，逐渐走向终点。

一般情况下，年轻人是没有必要为了补肾而专门服用保健药品的，因为年轻人的潜质较高，即便出现肾虚的症状，也可以很容易地通过运动、饮食和休息进行补充。老年人可以适当进补，但是药物调理只能当作辅助，起根本作用的仍然是运动、饮食和休息。

2. 手脚冰凉，要好好补肾了

女性畏寒怕冷，从中医的角度上讲，是“肾阳虚”，肾阳虚和甲状腺功能衰退有着密切的关系。

那么为什么甲状腺激素水平下降就会畏寒怕冷呢？因为甲状腺激素能够促进人体能量代谢，产生热量。一旦人体内甲状腺功能衰退，甲状腺的分泌就会下降，人体产生热量的水平就会下降，热量降低，人体的阳气自然会降低，身体躯干得不到温暖，患者就会发冷，四肢冰冷。

可能有些患者的甲状腺激素水平正常，而促甲状腺激素水平确定升高了，可以理解为此症状为甲状腺功能衰退早期，患者同样会出现怕冷症。以下推荐了一个治疗手脚冰凉的老偏方。

具体做法：取人参、黄芪各 15 克，甘草 10 克，倒入温水当茶饮用，每天饮 3 次，一个月为一个疗程，经过 1 ~ 3 个疗程之后，手脚冰凉就能够得到改善。

在此方剂之中，人参和黄芪均为补气佳品，甘草可治脏腑寒热邪气、坚筋骨、长肌肉、增气力、解毒。三味药一同服用，补气之功更甚，同时可补充人体正气、阳气，使得怕冷、手脚冰凉症状逐渐消失。

从现代医学的角度上来说，甲状腺功能的衰退通常和自身免疫紊乱有着密切的关系。人体免疫系统出现问题，将甲状腺当成敌人，并与之对抗，使得甲状腺细胞受损、数量减少，甲状腺激素的分泌量自然就少很多。

人参、黄芪、甘草三味药都能够调节人体免疫力，同时保护甲状腺，促进甲状腺细胞自我修复的过程。此外，人参之类的补气药物具有一定的兴奋作用，能够刺激存留的甲状腺细胞活性，让它分泌出更多的甲状腺激素。

这款汤药的主要功效就是补充甲状腺激素，同时对甲状腺进行针对性调理，虽然见效速度较慢，但是坚持服用收效甚佳。

导致甲状腺功能衰退的原因有很多，如高血糖，本身就可能会对甲状腺产生毒害作用，还可能会由于下丘脑、垂体等器官病变而出现甲状腺功能衰退症状。所以，甲状腺功能衰退已经出现，就要及时有针对性地进行治疗，只有这样才能收获良效。

此外，人参、黄芪、甘草等均可能会导致血压升高，所以，高血压、肾功能不全的患者一定要慎用此方剂。

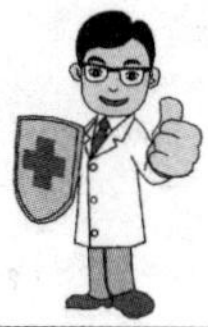

3. 巩固肾气、强筋壮骨摩耳法

一个人的肾脏是否健康，在很大程度上取决于肾气是否充盈。曾经有人把肾气与肾的关系比喻成汽油与汽车的关系。当人体的肾气不足时，肾脏就会因为能源不足而出现各种各样的问题。通常情况下，先天肾气充盈的人身体很好，而且也不容易生病，反之，先天肾气不足的人，就容易被各种疾病困扰。

那么，我们如何才能够判断自己体内的肾气是否充足，身体是否健康呢？中医治病讲究的是“望闻问切”，有经验的中医往往可以从一个人的面色看出他的身体情况，耳朵在很大程度上也可以反映我们的肾脏情况。

中医观察耳朵是协助医生诊断疾病的一个重要方法。中医有这样一句话“耳坚者肾坚，耳薄不坚者肾脆”。从这句话我们可以看出，耳朵是肾的外部表现。在一定程度上，我们可以把耳郭较长、耳垂组织丰满看成是肾气盛健的一种征象。

而在西方，医生也普遍认为耳朵当中隐藏着很多信息，通过耳朵可以看出一个人的性格和天赋，甚至他的健康状况。

这种说法其实是有一定道理的，因为耳朵不是一个孤立的器官，它和全身经络及五脏六腑存在着紧密的联系。事实上，人体各器官组织在耳郭上都有着相应的刺激点，一旦某个器官组织发生病变，那么耳朵上与之相对应的某个特定部位，也就是中医所说的穴位，就会产生一定的变化和反应。这个时候，我们只要刺激某个耳穴，就可以诊断和治疗体内相应部位的疾病。

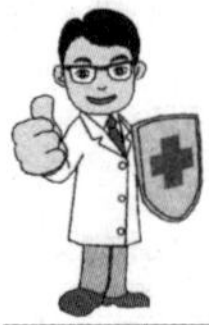

俗话说："肾主藏精，开窍于耳"，治疗肾病的穴位有很多在耳部，因此经常进行双耳锻炼法，自然可以起到健肾壮腰、增强听觉、清脑醒神、养身延年的作用。

下面教大家一些具体的小方法，只要每天抽出 3 ~ 5 分钟按摩自己的耳部，就能够让自己的肾气一天天充盈起来。

◉ 全耳按摩法

双手的掌心相互摩擦发热之后，向后按摩双耳正面，之后再向前反折按摩背面，这样反复按摩几次，能够有效疏通经络，对肾脏及全身脏器都具有一定的保健作用。

◉ 双手掩耳法

两手掌掩两耳廊，手指托后脑勺，用食指压中指弹击 24 下，此时可以听到"隆隆"的声音。这样的刺激能够活跃肾脏，有健脑、明目、强肾的功效。

◉ 双手扫耳法

用双手把耳朵由后面向前扫，这个时候我们可能会听到"嚓嚓"的声音。每天我们可以进行几次，每次 20 下，长期坚持就能够强肾健身。

◉ **双手拉耳法**

左手过头顶之后向上牵拉、揉捏、摩擦右侧耳朵数十次，直到局部发热发红为止。然后换成右手对左耳进行同样的按摩动作。这个锻炼方法具有镇静、止痛、清脑明目、退热、养肾的功效，还能促进颌下腺、舌下腺的分泌，减轻喉咙疼痛，可以治疗慢性咽炎，同时还能防治高血压、失眠。

◉ **提拉耳垂法**

我们将双手食指放在耳屏内侧后，用食指、拇指自内向外提拉耳屏、耳垂，手法应由轻到重，牵拉的力量以不感疼痛为限，每次3~5分钟。这个方法不仅可以健肾，还可以治疗头昏、头痛、神经衰弱、耳鸣等。

◉ **搓耳轮法**

双手握成空拳之后，用双手拇指、食指沿耳轮上下来回推擦，直至耳轮充血发热。每天早晚各进行1次，每次50下。这个按摩法具有强肾、健脑、聪耳的功效，还可以防治心慌、胸闷、头痛、颈椎病、腰腿痛、阳痿、便秘、尿频等。

◉ **搓弹双耳法**

用我们的双手分别轻捏双耳的耳垂，再搓摩至发红发热。然后揪住耳垂往下拉，再放手让耳垂弹回。每天2~3次，每次20下。这个方法不仅可以健肾壮腰、补肾阳，还能够促进耳朵的血液循环。

以上介绍的几种方法简单易学、便于操作，而且对于肾脏有很大的裨益。大家可以根据自己的身体情况，选择适合自己的方法长期坚持。

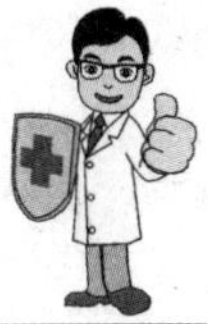

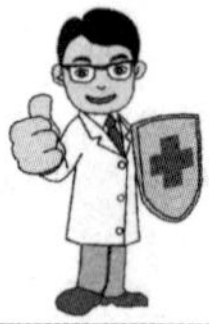

二、寒冬宜温补，好身体吃出来

1. 冬季滋补，饮食为先

冬季需要食用温热性食物，不宜食用寒凉性食物，以改变患者的虚弱状态，增强身体的抗病能力。这是对个人健康的一份投资。冬季进补必须从实际出发，根据个人胃肠功能具体情况而定，进补才能收到效果。在选用补药及食物时，还需注意补药的效力，有峻补和缓补之分。峻补类药物如人参、鹿茸等，应少用、慎用，必须使用时也应遵照医嘱并严格控制剂量。中医认为，秋季进补宜“容平”，冬季进补宜“封藏”，这是秋冬进补的基本原则。

中国人的传统饮食习惯以五谷为主食，水果为辅助，肉食为营养，蔬菜为补充，整体上来说，还是比较合理的。冬天的饮食以热食为主，要保证食物中有足够的能量，这是最有效的保持体温的方法，以便维持正常的生理功能。同时也要预防微量元素的不足，一般来说，一个人只要不偏食，能吃豆、肉、蛋、奶等食物，就可满足对钾、钠、铁等元素的需求。如果特别缺乏维生素，冬季可以多吃一些根茎类蔬菜，如胡萝卜、藕、薯类等，因为这类食物中的维生素种类丰富且含量较高。为防治骨质疏松，还可适当吃些豆类、花生、牛乳、虾皮、牡蛎、蛤蜊等含钙较多的食物。

补充食物的同时，也要注意补充足够的水分，通过饮食防止皮

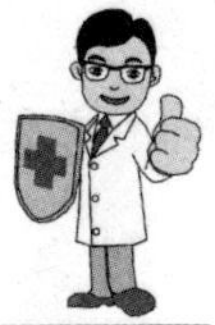

肤干燥。许多地区冬季气候干燥，容易出现诸如皮肤干燥、皲裂、口角炎、唇炎等。因此，在冬季饮食中，补充足够的水分是十分必要的。

冬季进补，还需要注意清理胃肠。这是因为人们食用了许多不易消化的食物，例如羊肉、牛肉等，尤其是春节期间，几乎每天都要大鱼大肉。有的人因此便秘，内火重，往往几天或一周才排便一次，严重影响身体健康，所以要经常清理胃肠。平时应当减少高热量食物的摄入量，多摄取维生素、矿物质和水分。许多蔬菜和水果本身富含营养物质和水分，又富含膳食纤维，对排毒养颜有很好的帮助，例如蜂蜜、猕猴桃、柑橘、苹果、葡萄、菠萝、香蕉、黄瓜、菠菜、木耳、海带、卷心菜、茶叶和芦荟等。

排毒听起来很简单，其实对人体健康有很大的影响。人体功能如果不能正常运行，就会牵涉很多的器官，就会给肌肤带来不必要的麻烦。不规律生活是产生毒素的最大原因，会让人出现各种各样的病症，经常熬夜加班，对人的皮肤有巨大的危害。同时，不按时睡觉，还会造成身体毒素的沉积。家庭自制食疗配方可美白养颜、抗衰老，减少皱纹产生及色素沉积，对人体健康有很好的疗效。

◉ 羊肉

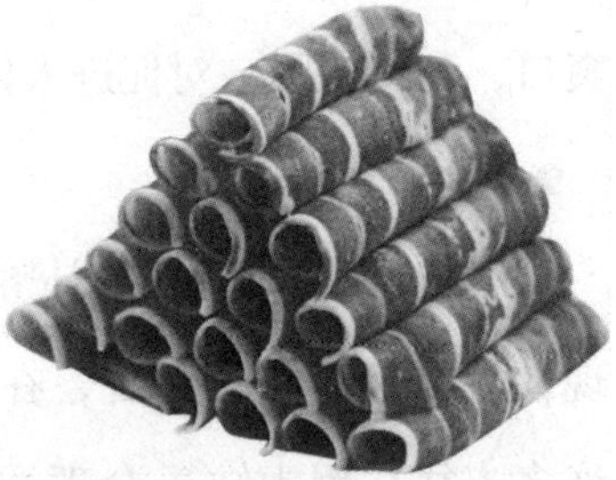

羊肉是冬季的理想食品，在南方和北方都很受欢迎，大菜、小菜、火锅都可以用羊肉来搭配。羊肉的烹制多在冬季进行，是大众认可的御寒暖胃菜肴，也是传统冬令进补的佳品，《本草纲目》中记载，羊肉能补中益气，开胃健力。在北风呼啸、手脚冰冷的季节，食用一顿流香四溢的羊肉，可以祛寒生暖，补气旺血，增强抗寒能力。羊肉所含的热量比牛肉还高，冬天吃羊肉可促进血液循环，改善因阳气不足而导致的手足不温、畏寒怕冷等。羊肉中铁、磷的含量比其他肉类高，适于各类贫血患者食用。妇女、老年人气血不足、身体瘦弱、病后体虚等，冬季不妨多吃羊肉，可养气血、补元阳、益肾气、疗虚弱、安心神、健脾胃、御寒气、健体魄。

◉ 大白菜

大白菜营养丰富，除了含有维生素 C、钙、磷、铁以外，还含有一定量的蛋白质、脂肪、糖和维生素 B_2。经常食用大白菜，对预防老年性动脉硬化和心血管疾病大有好处。大白菜中的维生素 C 对胃及十二指肠溃疡也有一定的治疗作用。

蔬菜是人体维生素的重要来源，冬季蔬菜缺乏，绿叶菜更少，大白菜便成了家庭餐桌上的重要角色。大白菜经过长期储存，所含的维生素含量也不会降低多少，能够为人体的生理需要提供重要的营养补充。因此，冬季食用大白菜是很好的选择。如今，一到冬季就全民动手大量储存大白菜的景象，已被商场内琳琅满目的应时鲜菜所取代。但是，在鸡、鱼、肉、蛋的膳食中，经常食用大白菜，也会让人清香爽口，利胃保肠，对促进人体健康极为有利。

◉ 鸭肉

鸭肉性寒，却有滋补养胃的功效，食疗价值极高，南北皆宜。现代人的生活比较富足，在冬季能够补充大量的温热性食物，但是许多人往往因为缺乏合理饮食的观念，容易出现阳气过盛，从而导致“上火”。食用鸭肉，正是为了中和体内的温热之气。鸭肉中的脂肪酸熔点低，易于消化。所含 B 族维生素和维生素 E 较多，能有效抵抗神经炎和多种炎症。鸭肉中含有较为丰富的烟酸，它是构成人体内两种重要辅酶的成分之一，对心脏疾病患者有保护作用。

在烹饪鸭肉时，可以和其他一些食物进行搭配，以获取更好的食疗效果。例如鸭肉和山药搭配，鸭肉滋阴养胃、清肺补血，山药益气养阴，健脾益胃，同食可健脾止渴、固肾益精；鸭肉和生姜搭配，鸭肉滋阴补血，生姜味辛性温，一起烹调，有降火的功效，且可促进血液循环；鸭肉和芥菜搭配，鸭肉可滋补阴液、利尿消肿，芥菜可宣肺化痰、温中理气，两者搭配，具有滋阴宣肺的作用，对营养不良、咳嗽痰滞及虚性水肿等有一定的辅助食疗效果。

◉ 白萝卜

民间有句俗语，叫作“冬吃萝卜夏吃姜，赛过神医开药方”。生姜辛热，萝卜甘寒，在炎热的夏季吃姜，寒冷的冬季吃萝卜，看起来很不合理，其实很好理解。夏天气温高，自然界的阳气充足，应该是容易上火的季节；而冬天气温低，自然界阴气充足，正应当补充元阳才对。可是萝卜性凉，是下气的食物，而生姜性热，是补阳的食物，这样一来岂不是弄反了吗？其实不然，在夏天，我们经常会听人说“上火了”，但是实际并没有几个人真的上火，反倒是在寒冬腊月，倒是有不少人真的出现口角溃烂，这是什么原因呢？冬天寒冷，体表温度低，但是体内的温度不会发生变化，于是形成一种外冷内热的状况。加上冬天天气干燥，特别是在暖气房或空调房里，空气更加干燥，容易造成体内的燥热。

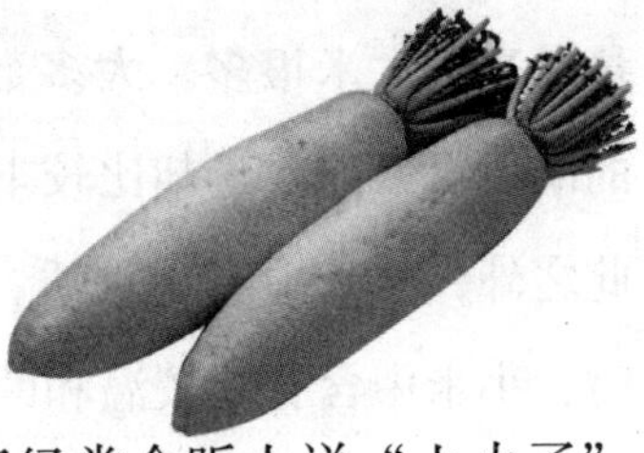

另外，一到冬天，人们的活动量变小，但是补充的能量却增多

了。尤其是在过年时，大鱼大肉顿顿必不可少。肥腻的肉食在胃里最容易产生内热，补充的肉食超过了脾胃的消化能力，就会对身体产生不利影响。冬天吃萝卜，原因就在于萝卜能够解热性。

2. 小米粥，寒冬离不开的美味

小米，大家一定非常熟悉，日常食用得也比较多。中医上认为，小米味甘、咸，性凉，入肾、脾、胃经，具有健脾和胃、补益虚损、和中益肾、除热、解毒等功效，主要治疗脾胃湿热、反胃呕吐、泄泻等症状，还具有消渴的作用。《本草纲目》中提到小米具有“治反胃热痢，煮粥食，益丹田，补虚损，开胃肠”的功效。

现代医学研究发现，小米中的蛋白质、脂肪、糖等营养物质含量要高出大米很多。大多数谷物中是不含胡萝卜素的，但是小米中的胡萝卜素的含量却比较丰富，维生素 B_1 的含量位于谷类之首。除此之外，小米中不含麸质，因此，食用小米不会刺激肠道内壁。同时，小米中含有比较温和的纤维质，很容易消化吸收。

小米中的铁质含量也是比较丰富的，女性经常食用小米，能够起到补气养血的作用。中国北方的女性在产后经常会喝一些小米粥，小米粥素有“参汤”的美称，可见小米粥营养价值很高。

以下介绍几种补气养血的小米粥的做法。

浓米汤

【原料】小米 100 克，红糖 10 克。

【做法】

将小米淘洗干净后放入锅中，加适量的水，像往常煮粥一样，以煮至出现米油为佳，加入红糖，就成了浓米汤。

【功效】小米具有健脾养胃、补充后天身体功能的作用；红糖色赤入心养肝，能够迅速补充人体内的气血，是补虚的良方。

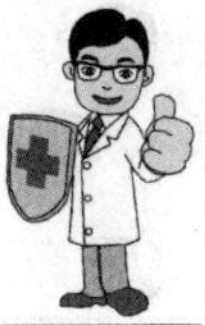

绿豆小米粥

【原料】绿豆3克，小米、玉米渣各20克，南瓜100克，大枣3枚，花生10粒。

【做法】

①将绿豆、小米、玉米渣、大枣、花生清洗干净，南瓜洗净去皮，切成小块；

②将处理好的除了绿豆的食材放入锅中，加适量水熬粥，为了防止溢锅可以加入一些食用油，熬约10分钟后再加入绿豆继续熬，熬到南瓜熬烂、绿豆开花即可。

【功效】营养很丰富，具有补中益气、和脾益肾的功效，也有助于美白、排毒，对于那些由于消化不良、食欲不佳而面色无华的女性来说效果更佳。

百合小米粥

【原料】干百合50克，干银耳20克，大枣6枚，花生30粒，小米1纸杯，冰糖3~5块。

【做法】

①将干百合和大枣清洗干净后放到清水中泡发，将花生除掉外

皮，小米淘洗干净后放到清水中浸泡30分钟；

②将银耳放到清水中泡发，去蒂后摘成小朵，冲去上面的杂质，沥干，备用；

③将小米、银耳和花生放入锅中，加入适量的清水搅拌均匀，大火煮沸；

④改用小火慢炖40分钟左右，在熬煮的时候，要不断地用勺子翻搅，防止小米粘锅；

⑤等到小米熬浓稠，再添入一些水稀释小米粥，然后继续熬，再将大枣和百合、冰糖放到锅中，加入适量的水后用小火煮30分钟左右，即可。

【功效】具有健胃除湿、和胃安眠、清热解渴的功效。

花生小米粥

【原料】小米、花生仁各50克，红小豆30克，冰糖、糖桂花各适量。

【做法】

①将小米、花生仁、红小豆放到清水中浸泡4小时后淘洗干净，备用；

②将花生仁和红小豆放入锅中，加入适量的清水后用大火煮沸，再转用小火煮30分钟；

③将小米放入锅中，煮到米烂，花生仁和红小豆酥软后再加适量的冰糖、糖桂花，即可。

【功效】具有清热解毒、和胃消肿的功效。

小米淮山药粥

【原料】淮山药、小米各100克，白糖适量。

【做法】

将淮山药清洗干净后捣碎或切成片状同小米一起熬煮成粥，煮熟后加入适量的白糖调匀，即可。

【功效】具有健脾止泻，消食导滞的功效。

黄豆小米粥

【原料】黄豆50克，小米100克，白砂糖10克。

【做法】

①将黄豆和小米分别磨碎，将小米浆放入盆中沉淀，滗去冷水，用开水将其调匀，将黄豆浆过筛、去渣；

②在锅中加入适量的清水，用大火烧沸，然后将黄豆浆放入锅中，等到再次煮沸后放入小米浆，用小火慢慢熬煮；

③等到米烂豆熟后加入适量的白糖进行调味，即可。

【功效】具有补身养虚的功效。

3. 冬食萝卜保健康，不用医生开药方

萝卜又名“莱菔”“罗服”，有“小人参”之美称。《本草纲目》中记载萝卜能“大下气、消谷和中、去邪热气”。指出萝卜有健脾和

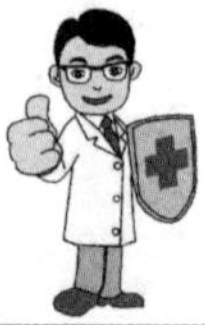

胃、调畅气机、防病治病的效果。

萝卜是餐桌上不可缺少的食材，可以凉拌、红烧、煲汤、炒菜。红烧萝卜柔嫩酥滑，可口清爽，能起到消食降火的功效，咽喉肿痛、腹胀积食、牙龈肿痛的人，冬季不妨多吃一些萝卜。先将3个萝卜清洗干净，葱3根，香菜3根，酱油、食用油、糖、胡椒粉、盐适量。萝卜切成小块，将香葱、香菜洗净切成碎末；先倒入食用油，待油烧至七成热时，放入葱末煸香；然后倒入萝卜块，并放入少许酱油，翻炒一下；加入少许糖，煮沸后转用小火煨至酥软；加入少许胡椒粉、盐，撒上香菜末翻炒均匀即可装入盘中。

萝卜排骨汤可以活血理气、滋补胃肠，还可以缓解消化不良、眩晕头痛、胃肠蠕动缓慢的现象。准备排骨200克，生姜1块，萝卜2个，葱2根，黄酒、盐适量。先将姜切成片，将葱切成碎末，萝卜切成小块，排骨洗净，剁成小块；然后将排骨块放入锅中，加入足够的清水，水量应该高过排骨的高度，放入姜片、葱末，用大火煮沸，然后改为文火煮；放入萝卜块，用大火煮沸后，转小火煮熟后即可关火；放入葱末和少许盐即可食用。如果有足够的时间煲汤，可以慢慢煨两三个小时，时间越久萝卜排骨汤越香浓，营养更丰富。在炖萝卜排骨汤时，一开始就要把水加足，否则中途加水营养会流失，而且影响汤的口感。

冬季喝萝卜叶茶能够净化血液，排毒养颜，如果坚持每天喝一杯，可预防皮肤干燥、皲裂、生冻疮等，同时让肌肤更加润泽。将萝卜叶洗净，然后在阳光下晒3~4天。每次取30克萝卜叶加入锅中，加入1000毫升清水。先以大火煮沸，转小火煮10分钟，晾凉后饮用。如果不太喜欢萝卜叶茶的味道，可以在里面放入冰糖或蜂蜜改善口感。

要注意的是，服用人参、西洋参、生熟地、何首乌等滋补药物时，不能与萝卜同时食用，以免药效相反，无法达到补益的作用。许多人常将萝卜和胡萝卜同食，尤其在凉菜的搭配上，这种搭配方式是非常不合理的，应避免同时食用。若要一起吃时，最好以陈醋调和，以帮助身体吸收营养。由于萝卜为寒凉蔬菜，因此脾胃虚寒的人不应该食用过多的萝卜，最好不要生食。

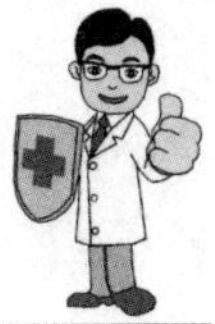

4. 大枣，温补身体正合时

一些人说大枣皮会粘在肠壁上面，产生一些毒素。其实这种说法是不正确的，如果我们经常吃枣不吃枣皮的话，就起不到大枣的补血功效，而且会失去部分营养物质。

虽然大枣具有补血的作用，可是实际上，主要起到补血作用的就是大枣的皮，而大枣的肉更多的是起到补气的作用。换句话说，枣肉补脾，枣皮补心。

很多人认为大枣应该多吃，这其实也是不科学的。大枣是不能够多吃的，尤其是在所有的补血食品当中，大枣必须要慎吃。

因为大枣很容易生湿热，吃太多就会出现牙疼、上火、生痰等情况，甚至有的人还会因此发胖。

另外，吃大枣也是要分清体质的。瘦弱、不容易上火的人，可以经常吃一些；但是本身体质湿热、肥胖的人则不建议多吃大枣。

生活中，很多人都会出现无缘无故发湿疹、上火的情况，而且大都把这种情况归结于吃了辛辣的食物，这种说法是片面的。比如，有的人总是认为吃辣椒会上火，可是辣椒一般是不会让人上火的，反而是大枣更容易让人上火。少量的大枣可以起到健脾的效果，但是太多反而会伤害我们的脾胃。

那么，我们怎么吃大枣才正确呢？比如在中药里面，经常会选择大枣来配伍，因为大枣具有调和药性的功能，而且它还可以保护脾胃。我们经常会看见医生在中药方里加入大枣，其目的就是用大枣来调和其他药物的药性，避免药物伤害到脾胃。

想通过食疗治小孩子感冒，就用生姜、葱白等煮水，建议加入几颗大枣，可以保护孩子的脾胃。但是痰多的情况下，最好不要添加大枣。

用药如此，饮食也是同样的道理。吃大枣最好少吃一点，还应该和其他食物一起搭配。

大枣生湿，生姜祛湿；大枣止汗，生姜发汗；大枣补气，生姜升散，这样就不至于让气血滞住。而且大枣和生姜搭配在一起，可以有效调节人体的消化功能，增强身体的抵抗力，对于气血虚弱、怕冷的人而言，经常喝大枣生姜汤是非常有好处的。

大枣生痰，但是陈皮化痰，大枣吃太多会让我们感觉腹胀，食欲下降，而陈皮则可以很好地消除这种胀气，还能开胃，并且大枣和陈皮都具有健脾的功效，因此，对于脾胃虚弱的人而言，在吃大枣的时候最好能够搭配着陈皮来吃。

如果想要用大枣熬粥的话，和小米搭配是最合适的，因为小米是凉性的，和大枣一起熬粥不会让人产生胃热。

如果吃大枣上火，那么可以选择吃小枣。怕上火或者是肥胖的人可以多吃一些小枣。大枣更偏向于补脾，小枣则更偏向于补心。

选择吃小枣的话，给大家推荐一个好办法，那就是把小枣炒焦。我们可以先把干的小枣洗干净，晒干，再放到铁锅里面干炒，等炒到小枣的外皮发黑之后，盛出，密封好。完全可以用其来煮水，或者是冲泡，而且小孩和大人都可以食用，又能让小枣能够最大程度被消化。

炒过的小枣，皮会有一些发黑，千万不要扔了，这是炒小枣功效最好的部分。小枣皮炒焦后，具有健脾、助消化的作用，而且补血的效果会更好。

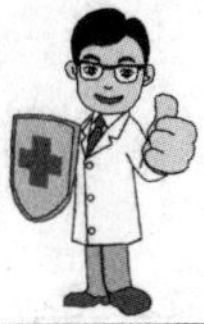

5. 板栗，男人的“补肾之果”

板栗，也称栗子，有“干果之王”的称号，也是补肾气必不可少的食物。在《名医别录》中有这样的记载：“栗子主益气，厚胃肠，补肾气，入脾肾经。”苏辙也写过称颂栗子食疗功效的诗：“老去自添腰脚病，山翁服栗归传方。客来为说晨兴晚，三咽徐收白玉浆。”

栗子味甘、性温、无毒，入脾、胃、肾三经，有“益气补脾、厚胃肠、补肾强筋、活血止血”的功效，鲜栗子中的维生素 C 的含量非常丰富，矿物质的种类也非常全面，有钾、镁、铁、锌、锰等。

随着年龄的增大，女性的阳气会逐渐衰退，出现腰膝酸软、四肢疼痛、牙齿松动等症状，这些都是由于肾气不足导致的，所以要从补肾入手，而食用栗子就是可行方法之一。

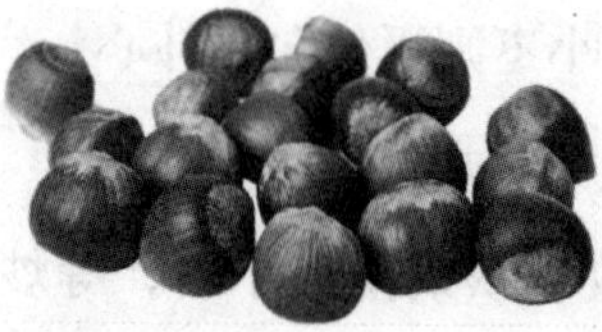

栗子的补肾功效在很多药典中都能找到依据，如《千金方·食冶》中介绍栗子时说："生食之，甚治腰脚不遂。"强调了栗子生吃的好处。四季中，肾对应的是冬季，冬季主藏，恰巧符合肾藏精的特性，所以冬季养肾能够起到事半功倍的效果。

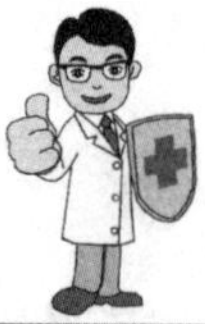

除此之外，五色之中肾对应的是黑色，我们可以将黑色理解为深色的东西，栗子也就包括在内了。所以，如果是因为肾阴虚而出现腰酸腿疼、尿频、月经不调等症状，可以通过吃栗子来缓解。多吃栗子还能够维持牙齿和骨骼的正常生长，能够防止骨质疏松、筋骨疼痛。

栗子的吃法很多，可以生食、熟食、糖炒，也可以做菜或是加工成各种食品，如糕点、栗子粉等。用栗子熬粥有健脾胃、增进食欲的功效，适合于脾胃虚寒的人食用。

以下介绍几种有关栗子的美味菜肴。

栗子糕

【原料】栗子、糯米粉各100克，白糖60克，瓜子仁、松子仁各适量。

【做法】

将栗子去壳后用水煮烂，加适量的糯米粉和白糖，揉匀后放进蒸笼中蒸熟，出笼前撒上瓜子仁和松子仁，即可。

【功效】栗子糕松软可口，具有健脾胃、强筋健骨、补虚、补气的功效。

栗子山药姜枣粥

【原料】栗子、大枣各30克，山药60克，生姜6克，大米100克，红糖适量。

【做法】

①将大米淘洗干净，栗子清洗干净后去皮，山药和大枣清洗干净，生姜清洗干净后切成片；

②将上述备好的食材一同放入锅中，加适量的水熬粥，粥快熟时，加适量的红糖调味，即可。

【功效】此粥具有养脾胃、补肾、止泻的功效。

栗子烧大白菜

【原料】栗子150克，大白菜100克，白糖25克，水淀粉50克，酱油10克，精盐3克，花生油适量。

【做法】

①将栗子清洗干净后放到锅中，加适量的水煮，煮至半熟时捞出，去壳，切成两半；

②将大白菜清洗干净后切成段；

③将锅置于火上，加适量的油，油热后，加入切好的栗子，栗子炸好后，捞出沥油；

④将锅内剩余的油烧热，然后将大白菜段放到锅中翻炒，放入栗子，加适量的清水、酱油、精盐、白糖，用大火烧开再转成小火烧至熟透，用水淀粉勾芡，即可。

【功效】具有补脾、益肾、止血的功效。

京味素什锦

【原料】木耳、芸豆、香菇、腐竹、胡萝卜、莴笋、马蹄、栗子、冬笋各100克，枸杞子、榨菜各15克，姜、盐、生抽、糖、鸡精、芝麻油各适量。

【做法】

①将木耳、香菇、腐竹分别泡发后清洗干净，木耳和香菇撕成小块，腐竹切成小块，姜切成片；

②将栗子皮切开，放到锅中煮10分钟后迅速放到清水中浸泡，剥去栗子皮；

③将马蹄、莴笋、胡萝卜、冬笋清洗干净后去皮，切成小块；

④将芸豆放到高压锅中煮熟，榨菜切成小块后放到清水中反复洗至咸淡适中；

⑤将锅置于火上，加入适量的芝麻油，油热后，把姜片放到锅中爆香，然后放入胡萝卜块、腐竹块、木耳块、栗子、芸豆、榨菜块、香菇块、冬笋块进行翻炒，将熟时，加入适量的盐、生抽、糖、鸡精进行调味，再加入少许水，焖上10分钟左右，加入莴笋块、马蹄块、枸杞子，翻炒均匀，出锅前淋入芝麻油即可。

【功效】营养全面，有强身健体的功效。

红薯栗子排骨汤

【原料】排骨1根，红薯250克，栗子150克，葱、姜、盐各适量。

【做法】

①将排骨清洗干净切块后放到开水中焯一下，除去血水和腥味，葱切成花，姜切成片，栗子清洗干净后用刀将壳切破（注意不要切开）；

②将排骨、红薯和栗子放到锅中，加适量的水和葱花、姜片，炖2小时左右，加适量的盐，搅匀，即可。

【功效】具有养身暖胃的功效，非常适合冬季食用。

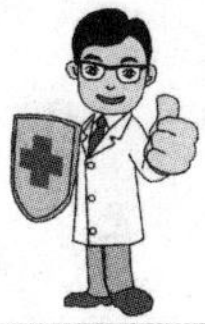

6. 常食“黑五类”，肾脏底气足

黑色食物主要指含有黑色素或带黑色字眼的粮、果、菌类。常见的黑色食物包括黑米、黑豆、黑芝麻、紫米、黑香菇、紫菜、发菜、海带、乌骨鸡等。

黑色食物关系着男性健康问题，从中医的角度上说，黑色入肾，白色入肺，黄色入脾，青色入肝，黑色食物对肾脏的滋养、呵护更是被中医所肯定。

在众多食物里面，黑色食物的补肾功效最佳，关注养生的人都会喜欢上黑色食物。黑色食物中通常富含微量元素、维生素。民间素有“逢黑必补”之说，由此可见黑色食物自古以来就备受人们推崇。多吃黑色，不但能够补肾养精，还具有保健、抗衰老之功。由于这些食物可以很好地滋补肝肾，所以食用过后可以在改善肾功能的同时补益其他脏腑。

我们的五脏六腑间相互关联，其他脏腑要依靠肾精之滋养，脏腑调理好，人的气血才得畅通，身体才能呈现出阴阳平衡之态，确保健康强壮。下面介绍几种常见的黑色食物及其功效。

◉ **黑豆**

黑豆有补肝肾、强筋骨、暖胃肠、明目活血、利水解毒的作用，也可润泽肌肤、乌须黑发，黑豆中富含维生素、蛋白质、核黄素，B族维生素和维生素E的含量也非常高，有营养保健、防老抗衰、美容养颜、提升精子活力的功效。

黑豆枸杞粥

【原料】黑豆100克，枸杞子3～5克，大枣5～10克，料酒、姜汁、盐各适量。

【做法】

将上述食材洗干净，放入锅中，开大火煮沸，之后转成小火熬煮至黑豆熟烂，每天早晚各服1次。

【功效】补肾益肝。

◉ **黑木耳**

黑木耳的营养非常丰富，它是非常珍贵的中药材。《本草纲目》中提到，“木耳性甘平，主治益气不饥等，有清肺益气、活血益胃、润燥滋补强身之效”。适合崩中漏下、痔疮出血、久病体虚等症。提醒大家注意，鲜木耳含毒素，不宜食用，晒干后再泡发食用较安全。可以炒食，也可熬汤。挑选木耳时，应当选择大小适度、体轻、色黑、无僵块卷耳，味道清香、没有杂质者。可以略取些黑木耳放到口中，若味道清香，则说明是好木耳；若有涩味，则说明用明矾泡过；有甜味说明用饴糖拌过；有碱味说明用碱水泡过。

黑木耳炒猪肝

【原料】猪肝250克，黑木耳25克，葱、姜、黄酒、盐、味精、芝麻油、豌豆淀粉、植物油各适量。

【做法】

将黑木耳泡发，挑出杂质后撕碎，清洗干净；猪肝清洗后切薄片；葱清洗干净后切末；姜清洗干净后切成丝；豌豆淀粉用水调和成水淀粉；猪肝用水淀粉芡搅拌均匀，之后放到沸水中焯一下，沥干水分；将锅置于火上，倒入适量植物油，油温烧至八成热时，放入猪肝片，调入适量黄酒、葱末、姜丝、盐，煸炒至猪肝熟透即可；锅底留油，开旺火，倒入黑木耳，炒至黑木耳熟透，将猪肝片倒入锅中，调入适量味精、芝麻油，翻炒均匀即可。

【功效】补益肝肾。

◉ **黑米**

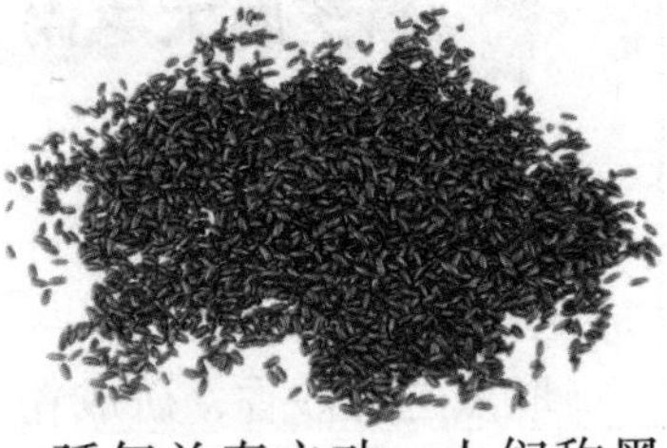

黑米有滋阴补肾、健脾暖肝、补血益气、益智补脑、明目活血，可治疗白发、贫血、高血压、神经衰弱、慢性肾炎等。中医认为，黑米有滋阴补肾、明目活血、暖胃养肝、乌发养颜、延年益寿之功。人们称黑米为“药米”“长寿米”，是历代宫廷的贡品，外表墨黑油亮，营养丰富，适合体虚、肾虚者食用。

黑米最宜用来熬粥，熬粥前应当先放到水中浸泡，更易煮烂。淘洗黑米的过程中应避免揉搓，熬煮时，泡米水要同黑米一起熬煮，这样就能够充分保存其营养。

黑米粥

【原料】 莲子 15 克，桂圆 3 颗，黑米 150 克，冰糖适量。

【做法】

将莲子、桂圆、黑米一起放到砂锅里面，倒入适量清水，调入适量冰糖熬煮至熟即可。

【功效】 养心血，益心神，经常食用可补血助眠、补脑益智。

◉ **黑芝麻**

黑芝麻味甘，性平，入肝经、肾经、大肠经，有养肝肾，健脑润肺、养血乌发、坚筋骨、防衰老之功，是滋补之佳品。现代研究表明，黑芝麻富含油酸、亚油酸、卵磷脂、维生素 E、蛋白质、钙、铁等营养素。每天早晨起床和晚上临睡前均可吃一小汤匙黑芝麻，每次吃 20 克左右，能够治疗肝肾不足、肾精亏虚引发的眼睛昏花、耳聋等。

黑芝麻大枣粥

【原料】 黑芝麻 20 克，大枣 50 克，粳米 100 克，白糖适量。

【做法】

取黑芝麻炒香，研成粉末，和大枣、淘洗干净的粳米一起放入锅中，倒入适量清水烧沸，调入适量白糖，熬煮至熟即可。

【功效】 补肝肾、乌发。

◉ **黑枣**

黑枣性温，味甘，有平胃健脾、益气生津、养心安神、补血助阳之功。黑枣富含蛋白质、糖、有机酸、磷等营养成分，能够提升身体免疫力。

黑枣杞菟煲鸡蛋

【原料】黑枣 10 颗，枸杞子 25 克，菟丝子 15 克，鸡蛋 1 个，冰糖适量。

【做法】

将锅置于火上，倒入适量清水，放入枸杞子、用纱布包好的菟丝子、黑枣、鸡蛋，煮 15 分钟左右，捞出鸡蛋，剥掉外壳，放进汤锅继续煮 3 分钟左右即可。

【功效】补中益气、养血、安神、明目、补肾益精、滋阴润燥。

7. 乌鸡，冬季补虚的佳品

《本草纲目》中记载，“乌骨鸡补血益阴”。女性以血为本，血对于女性来说是尤为珍贵的，女性的一生都要养血。

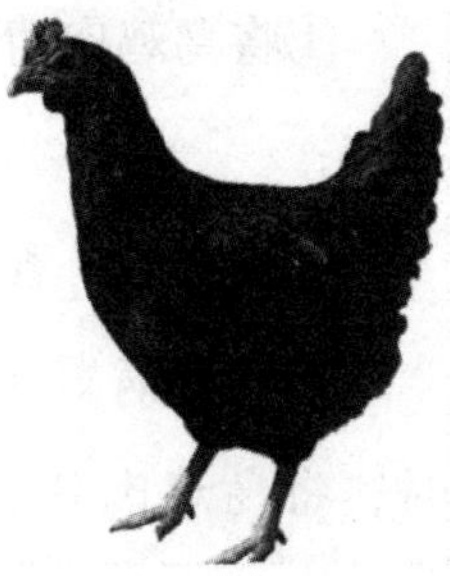

乌骨鸡，又名乌鸡，药鸡。乌骨鸡味甘、性平。归肝、肾、肺经，具有补肝肾、益气血、去湿热的功效。

现代研究表明，乌骨鸡中的铜、锰、胡萝卜素、维生素 E、乌鸡黑素等含量丰富，具有延缓衰老、抗诱变、增强身体免疫力的功能。

乌骨鸡有补血养颜、延缓衰老的作用，下面介绍几种滋补强壮的乌骨鸡药膳，对于病后体虚、年老体弱、体质虚弱者有调补的作用。

乌鸡大枣粥

【原料】乌鸡肉150克，大枣10枚，大米100克，盐适量。

【做法】

①将乌鸡肉清洗干净，切碎，大枣、大米清洗干净；

②将乌鸡肉和大枣、大米一同放到锅内，加入适量的清水，用大火烧开，然后转为小火继续熬煮成粥，加入少许盐，即可。

【功效】养血止血、健脾补中。适合气血津液不足、脾胃不和、心悸、脾虚便溏、产后或久病血虚体弱等患者食用。

笋菇炒乌鸡

【原料】乌鸡肉300克，冬笋、黄瓜各50克，水发香菇25克，鸡蛋1个，植物油、酱油、料酒、花椒水、盐、水淀粉、味精、清汤各适量。

【做法】

①将乌鸡肉清洗干净后切成薄片，和鸡蛋清、水淀粉放到一起，拌匀；

②将冬笋、香菇、黄瓜切成片；

③将炒锅置于火上，加入适量植物油，等到油温达到六成热时，将乌鸡肉片、香菇片、黄瓜片和冬笋片放到锅中进行翻炒，然后加入适量的清汤、料酒、酱油、盐、味精、花椒水进行翻炒至熟即可。

【功效】滋补五脏，增强体质，增强免疫力，延缓衰老。

当归党参炖乌鸡

【原料】乌鸡 1 只，当归、党参各 15 克，葱、姜、料酒、盐各适量。

【做法】

①将当归、党参清洗干净，将乌鸡清理干净，然后将当归、党参、葱、姜、料酒、盐放到乌鸡的腹内；

②将处理好的乌鸡肉放入锅中，加入适量清水，开大火煮沸，再转用小火炖至乌鸡肉熟，即可。

【功效】益气养血，补虚强身。适合血虚体弱、气虚乏力、四肢困倦、脾虚食少者食用。

冻豆腐西红柿炖乌鸡

【原料】冻豆腐 200 克，白条乌鸡 1 只，西红柿 100 克，植物油、料酒、盐、味精、葱花、姜丝、鲜汤各适量。

【做法】

①将冻豆腐解冻后清洗干净，压出其中的水分，切成薄片，将白条乌鸡切成块，放到锅中焯一下，捞出，沥干，西红柿清洗干净后切成块状；

②将锅置于火上，加入适量的植物油，等到油温达到七八成热的时候，将葱花和姜丝放入锅中爆香，然后放入白条乌鸡块，煸炒片刻后加入适量的料酒、鲜汤，烧开后撇去浮沫，转为小火至炖烂，加入适量的盐、冻豆腐片，再炖几分钟，放入西红柿块、味精，烧开，即可。

【功效】补虚强身。适合病后体虚、年老力衰或骨质疏松等患者食用。

花旗参片乌鸡汤

【原料】乌鸡1只，大枣4~5颗，枸杞子15颗，花旗参片、参须各少许，生姜2片，盐适量。

【做法】

①将乌鸡清理干净后切成块；

②将锅置于火上，加适量的水，将乌鸡块、花旗参片、花旗参须、大枣、枸杞子、生姜一同放入锅中，用大火煮沸10分钟后再转小火煮1~2个小时至肉熟，加适量盐进行调味，即可。

【功效】补气养阴。适合体质虚弱、病后虚弱、脾虚泄泻、月经不调等患者食用。

补气益血乌鸡汤

【原料】乌鸡1只，大枣、桂圆各10克，枸杞子15颗，老姜2片，葱、料酒、盐各适量。

【做法】

①将乌鸡清洗干净后切成块，桂圆、枸杞子、大枣清洗干净，葱切成段；

②将切好的乌鸡放入沸水中焯一下；

③在砂锅中放入适量的水，加入适量的料酒和盐，搅拌均匀；

④将大枣、桂圆、枸杞子、老姜片、葱段、乌鸡块放入砂锅中煲3~5个小时即可。

【功效】补气益血。适合气血两虚、贫血的患者食用。

太子参炖乌鸡

【原料】太子参、全当归各 10 克，乌骨鸡 1 只，制何首乌 15 克，葱、生姜、料酒、盐各适量。

【做法】

①将乌骨鸡宰杀后，除去内脏和爪，清洗干净，葱切成段、生姜切成片；

②将太子参、全当归、制何首乌清洗干净，用纱布袋装好放入砂锅中，加入适量清水，用大火烧开后，再转用小火煎煮半小时，将纱布袋捞出，放入乌骨鸡、葱段、生姜片、料酒、盐，继续焖煮至酥烂，即可。

【功效】温中益气，补精填髓。适合脏器下垂、贫血、病后虚弱等患者食用。

8. 驴肉补肾，屈指可数

驴肉味美，营养丰富，经常吃驴肉能够改善肝肾不足引发的腰膝酸软、勃起无力等，驴肉中丰富的不饱和脂肪酸能够有效预防各种亚健康疾病，现代人将驴肉看成珍贵的滋补品。

有句话是这样说的，“天上龙肉，地上驴肉”。从中医的角度上说，吃驴肉的确能够补肾。驴肉性味甘凉，有滋阴壮阳、补益气血、滋补肝肾之功。

现代医学研究证明，驴肉中蛋白质含量高，脂肪含量相对较低，含有动物胶等营养成分。从营养学角度来说，驴肉比牛肉、猪肉的口感更好，营养更高，特别是对于现代人来说，驴肉中亚油酸、亚麻酸等高不饱和脂肪酸含量较高，非常适合动脉硬化、高血压、冠心病等患者食用。

用驴肉做菜，可调入少量苏打水，能够祛除驴肉之腥味。烹调驴肉的过程中，调些蒜汁、姜末，可杀菌，也可除味。此外，烹调驴肉的过程中不能加芥末。脾胃虚寒、慢性胃炎患者、腹泻患者均不宜吃驴肉。

驴肉的食用方法非常多，以下面介绍几种驴肉的补肾烹调方法：

五香驴肉

【原料】驴肉350克，陈皮、桂皮、大料、草果各2克，香叶、丁香各1克，酱油、盐、冰糖、味精各适量。

【做法】

将驴肉清洗干净后备用；香叶清洗干净后沥干水分；将锅置于火上，倒入适量清水、盐、味精、酱油、冰糖，煮沸后即为酱汤，之后放入陈皮、桂皮、大料、丁香、草果等香料，继续煮半小时左右，将驴肉放入酱汤里面熬煮至熟，捞出即可。

【功效】补虚，补气。

驴肉汤

【原料】驴肉500克，驴骨头3～5根，葱、姜、大料、盐、味精、胡椒粉、料酒、芝麻油各适量。

【做法】

将驴肉、驴骨清洗干净，之后放入锅中，放入葱、姜、大料，熬煮至驴肉熟透，切成片；等到汤汁熬煮成白色的时候，放入驴肉片煮沸，调入适量盐、味精、胡椒粉、料酒、芝麻油即可。

【功效】补中健胃、益肾壮阳，适合肾阳虚、肾虚腰痛、阳痿精衰、畏寒怕冷、病后体虚、食欲下降等患者食用。

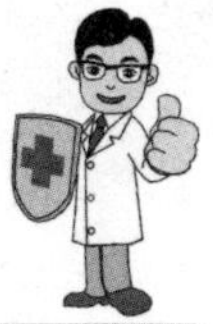

三、冬季，生活起居要“养藏”

1. 冬季起居养生要固守精气，养精蓄锐

冬季气候寒冷、干燥，自然界的生物都进入了匿藏、冬眠状态，以蓄养其生命的活力，这种现象，中医学称之为“养藏”。人类是自然界的生物之一，当然也要以“养藏”为原则，只是人类所要“藏”的，是体内的“热量”和生命的“动力”。这“热量”和“动力”，中医学便称之为“阳气”。并主张冬季应该做到“无扰乎阳”，也就是不要损害人体的阳气。因此，“无扰乎阳”便是冬季养生的基本原则。具体说来要注意以下几个方面。

◉ **要早睡晚起**

冬季更要保证足够的睡眠，做到早睡晚起。这个“晚”是以太阳升起的时间为度，即所谓“必待日光”，并非赖床不起。因为，冬天的早晨在冷高压影响下，往往会有气温逆增现象，即上层气温高，地表气温低，大气停止对流活动，从而使得地面上的有害污染物停留在呼吸带。这时如果过早起床外出，就容易危害健康。

◉ 要保暖防寒

隆冬季节，由于寒冷的刺激，使得肌体的交感神经系统兴奋性增高，体内儿茶酚胺分泌增多，从而促使人体外周血管收缩，心跳加快，导致冠状动脉痉挛，以及血液黏稠度增高，因而极容易引发心脑血管疾病，甚至猝死。因此，在穿衣、居室等方面，一定要采取防寒保暖的措施。中医学强调要“去寒就暖，无泄皮肤”，就是这个道理。但“暖”不等于“热”，室温保持在 20 ~ 23 摄氏度即可，温度太高，反而不宜。

◉ 要动静结合

动，就是要进行适当锻炼。早晨太阳升起后，要选择活动量适当的锻炼项目，如散步、慢跑、打太极拳等，以身体微有汗出为度。如果汗出太多，浸湿了内衣，反会引起感冒。适当活动，微微出汗，既可以增强体质，也可以提高耐寒的能力。所谓静，就是不要过于疲劳。

例如，慢跑以不超过 20 分钟为宜。

◉ 要情绪稳定

冬季“养藏”的原则，体现在心理活动方面，要保持情绪稳定，不急不躁，心情愉快。《内经》中“若有私意，若已有得”，就是这个意思。

◉ 要冬浴有法

冬季洗浴不宜太勤，每周 1 ~ 2 次为宜。水温一般在 37 ~ 38 摄氏度，太高易使周身血管扩张，引起头晕，心跳加快，太低则易患感冒。饭后不要立即洗浴，以免消化道血流量减少，影响食物的消化吸收。太过疲劳时洗浴，会加重体力的消耗，引起不适。此外，洗浴的时间不宜过久，浴前可饮用一定量的热糖水或盐水。

◉ **要睡眠有方**

冬季睡眠时，室温以 20～23 摄氏度最为适宜，可适当留有小气窗通风换气，但要避免当风吹头。被内的温度可保持在 32～34 摄氏度。睡前宜用热水洗脚，并保持心境平和。午间可小睡 30 分钟。晴天要常晒被褥。

◉ **要性事有度**

根据四季气候的变化规律，掌握性生活的频率，对养生保健有一定意义。如春季性生活次数可稍多；夏、秋季则适当节制；冬季则要节欲。特别是中老年人，冬季更要减少性生活的次数，才能达到保养“阳气”，养精蓄锐的效果。

◉ **要适当进补**

人是否需要进补，究竟应该怎样进补呢？一般来讲，体质虚弱有阴虚、阳虚、气虚、血虚之不同；有易于上火、喜暖怕凉、肾气虚弱、脾胃欠佳之差异……如果不加分析，盲目进补，难免犯虚虚实实之戒。举例而言，脾胃虚弱的人，滥用膏滋等滋腻之品，可使人脾胃更虚；易于上火的人，滥服鹿茸等温补之品，会使人火气更大。可见，不论养生与治病，都应当“谨察阴阳所在而调之，以平为期”。也就是说，人体要健康，除了阴阳气血充盛之外，更重要的是在人体各项生理功能的协调平衡；不可太过，也不可不及，其核心在“调”而不在“补”。

因此，冬季调养身体，不可滥用补品；若要进补，应当在有关专业人士的指导下，根据每个人的具体情况，选用相应的滋补食品及调养药品。只有这样，才能真正达到进补的目的。

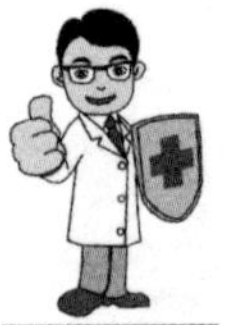

2. 科学过冬，做好防寒工作

入冬以后，最重要的是做好防寒保暖工作，以免寒邪入侵，导致脏腑受损。冬天最容易受到损害的脏腑是肺，因为肺部喜欢温暖潮湿的环境，不喜欢寒冷干燥的环境。平时要多穿点衣服，如果有寒风，出门的时候最好戴上口罩，把寒气阻挡在外。

冬季阳气积在内，人体属于外寒内热的状态，要是这个时候受了寒，在冬天暂时有外面的寒气顶着，但是到了春天，人体的阳气要随着大自然的阳气疏泄，却受到体表寒邪收引和拂郁阳气的作用阻碍，郁积在内就会发为“热病”。这也就是温病学说中所说的“冬伤于寒，春必病温”。所以，《黄帝内经》讲，冬季养生需要“去寒就温，无泄皮肤，使气亟夺”。亟夺，就是屡次夺去，也就是说，冬季养生，特别要注意防寒，不要让寒冷屡次侵袭。

冬季防寒，还要做好房屋内的保温工作，白天要多穿点衣服。要坚持“夜管屋、昼管衣”的原则。夜管屋，其实就是在夜晚睡觉的时候，保持好室内的温度，特别是不要让寒风钻进屋子里面。白天，在不使用空调的情况下，室内外的温差在夜里可达 10 摄氏度左右之多，人体的阳气会向外散失。所以，必须保证室内温度达到一定的高度，否则，这“百病之长”的风侵入人体，那可不是闹着玩的。白天的时候，可以通过添加衣服、手套、围巾、袜子等达到保暖的目的。

冬季保暖还有一个十分重要的原则，就是“寒头暖足”，双脚的保暖往往比头部保暖更加重要。《黄帝内经》讲，人体经脉气血上走于头面，人的五官也都集中在头面部位，头为诸阳之会，聚集的阳气最为充足，最不怕冷。即使是在冬季，也可以不戴帽子。但是脚部不同，位于人体最下端，离心脏最远，是机体阳气最弱之处，阴寒之气常会由此进入人体，又直接与地面接触，散热也就最快，是全身最怕冷的部位。民间素有“百病从寒起，寒从脚下生”的说法。所以，冬季要特别注意足部保暖，穿厚棉袜。正是，“圣人寒头暖足，治病者取有余而益不足也”。

还可以通过饮食和锻炼让自己暖起来。食用红肉、大枣、动物血、糯米酒这类性质温和的食物，也有不错的保暖效果。但是像西瓜、冬瓜等寒性果蔬，就尽量少吃了。不要喝太凉的饮料，多喝温热的红糖水。闲暇之余，适当做做运动，拉伸拉伸身体，都是冬季防寒的好法子。

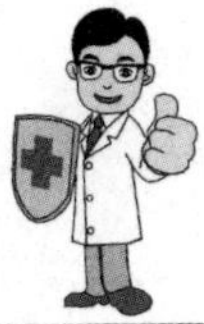

3. 避寒湿邪，冬季宜泡脚

俗话说：“养树要护根，养生先养脚。”把人的双脚比做树根是再合适不过了，有人把脚称为人的“第二心脏”。因为双脚是人体十二经络的起始与终止的部位，有许多重要穴位，五脏六腑在脚上都有相应的投影，每个器官也都能在脚底找到固定的反射区，而且，许多疾病的前兆往往最先出现在这些反射区。不善待双脚，也会对全身的健康造成不可估量的影响。

双脚的位置十分特殊，当一个人站立着的时候，双脚位于最低处，全身的血液流淌到双脚，再流回心脏，形成一个循环。然而由于地心引力的作用存在，血液在向下流动时十分容易，想要由下而上回到心脏却要克服重力的作用，变得不那么容易了，大量血液积聚于下肢静脉时，下肢组织压力增加，必须依靠下肢肌肉泵的作用，即下肢骨骼肌张力增高和等长收缩，挤压下肢血管，加强血液的压力，迫使腿脚上静脉中的血液流向心脏，完成血液循环。双脚虽然不是心脏，却完成了与心脏功能类似的工作，因此被称为人的“第二心脏”。

脚部处于人身体的末端，皮肤温度较低，对寒冷刺激的适应性和耐受力较差，寒邪极易通过脚部侵袭人体，损伤阳气。因此，冬季脚部保健重在保暖。

脚部保健，最有效、最方便的做法就是泡脚，也就是足浴。经过了一天的劳累，用热水泡泡双脚，疲劳和寒冷顿时消失，清爽、温暖之感就会沿着双脚分散至全身，十分惬意。

泡脚可以用温水直接洗浴，也可以用药浴。温水浴很简单，直接用40～50摄氏度的温水，连洗带泡，边洗边用手摩擦双脚，每次半小时左右。还可用当归干姜浴，姜、附子、党参、当归各50克，再加吴茱萸25克，用清水8碗加全部药材煮45分钟，去渣，泡脚20～30分钟。干姜、附子和吴茱萸均是温补药，具有散寒止痛和温经通脉的功效，有助于打通经脉，当归和党参行气活血，可加强气血循环。

泡脚后，要是能结合按摩，保健效果会更好。按摩的方法很多，脚心按摩比较简单可行。一手握脚趾，另一手擦摩脚心数十次，两脚轮流进行。名医施今墨的健身方法就是每晚以花椒水泡足半小时，再用左手掌揉搓右脚心的涌泉穴、右手掌揉搓左脚心的涌泉穴各100次，引热下行，达到壮体强身的目的。

但是，足浴也有一些讲究。例如饭前饭后或过饥过饱都是不适合泡脚的，有心脏病、高血压和出血病等的人不一定适合泡脚。对于疾病多发的中老年人，泡脚的药物搭配尤其要谨慎。

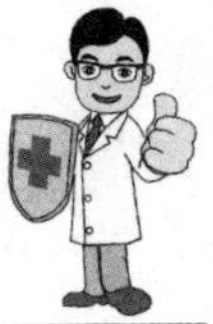

4. 冬季，补益适度避湿热

冬季天气寒冷，很多人选择待在家里，煲汤、吃点滋补之品，因为冬季要“藏养”。人与自然是不可分割的，与自然息息相关，养生当然也要顺应四时的变化，达到“天人合一”的境界，这样才能确保身体健康。

冬至是一年之中阴气最盛的一天，从这天开始进入数九严寒。身体外的阴气旺盛，而吃了过多温热滋补食物，过度保暖的人胃内很容易烦热，这就是冬季湿热袭身的罪魁祸首。

之所以出现湿热，首要因素就是消化功能的失常，胃热心烦、脾虚运化无力，无法运化身体中的湿气，郁久成湿，慢慢地化成热，因而容易生湿热。

现代人生活水平提高了，整天大鱼大肉地吃着，火锅、烧烤不断，肥甘厚腻、辛辣刺激、生冷寒凉无一不沾。身体和自然界失去

“相合”的条件，阴阳失衡，津液停滞，运化不足，湿气积聚，时间一久就会化热，体内产生出湿热。

冬季养生可以进补，但一定要适度，不能补过头，也不能保暖过头，饮食尽量清淡一些。

已经出现湿热的人要注意舒缓情志，保持良好的心态，避免熬夜、过度劳累，保持大便畅通，戒烟限酒。平时吃些薏苡仁、莲子、红小豆、鲫鱼、冬瓜、芹菜、空心菜等有祛除湿热之功的食物。

四、冬天动一动，少生几场病

1. 冬季坚持运动好处很多

现代社会，生活工作节奏都很快，人体长期处于超负荷状态。俗话说，“生命在于运动”，进行适当的体育运动对促进人体健康有良好的作用，而冬季运动还可锻炼人们的意志力。

冬天里气温低，空气相对洁净，呼吸道舒适，更能促进全身血液循环。更能自然地加大运动量，加速热量的消耗。如果夏天里的运动是轰轰烈烈挥汗如雨，冬天里运动的优势则是静悄悄地带来瘦身效果。

年轻人可以选择跑步等高强度的有氧运动，这样可消耗更多热量，锻炼的时间应该比春夏季多出10~15分钟。在运动时机上，年轻人由于身体对气候的适应能力较强，体质较好，体力恢复快，冬季健身时间可以安排在早上和下午。

中年人可选择快走、慢跑、爬楼梯等低强度的有氧运动。中年人身体状况一般都处于下降趋势，不要因为忙于工作就放弃健身，否则冬天就是一个“藏病”的季节。可以在18点~20点身心比较放松的时间段进行锻炼。

我们知道，参加冬季体育运动，不仅能锻炼身体，增强体质，而且能锻炼不怕严寒的坚强意志，提高身体的抗寒能力。俗话说“冬练三九”就是人们在长期锻炼中总结出来的宝贵经验。运动时由于肌肉不断收缩，呼吸加快，血液循环加速，新陈代谢旺盛，身体产生的热量增加，同时还增强了大脑皮质的兴奋性，使体温调节中枢灵敏，准确地调节体温，提高御寒能力，还会增加大脑氧气的供应量，所以坚持冬季锻炼的人，对于消除长期学习带来的大脑疲劳，增强记忆力，提高学习效率，都有积极的作用。

运动也有要注意的细节，冬季参加体育运动，尽管好处很多，但以下一些问题要引起注意。

◉ **不要在汽车频繁往来的路边活动**

汽车在行驶时会带起很大的灰尘，这些微粒悬浮在空气中，具有很强的吸附力，很多有害气体或液体都能吸附在微粒上而被人吸入肺脏深处，从而促成急性或慢性病症发生。汽车内燃机排出的废气中主要含一氧化碳、氮氧化物、烃类、铅化合物等。因此，健身活动尤其不宜在交通指挥灯、马路转弯或汽车站附近进行。

◉ **避免着凉**

在进行长跑等运动时，容易将冷空气吞咽进胃肠道，从而引起胃肠痉挛性剧痛或腹胀。

因此，为减少吞咽过多的冷空气，运动时不宜张口呼吸、嚼口香糖、说、笑、闹等。在进行运动前应少食芹菜、韭菜、大豆、扁豆、甘薯等纤维素及氧化酶含量多的食物，可减免运动时发生腹胀。冬季到户外锻炼，要适当穿得暖和些，要戴上帽子和手套。如果风沙太大，还要戴上口罩。

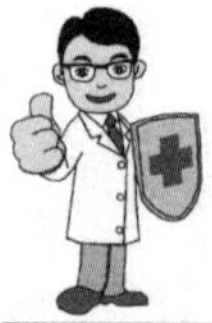

◉ 不要在烧煤的庭院或胡同里锻炼

由于煤燃烧得不完全，加上冬天的气压低，扩散能力弱，烟尘中的二氧化硫是窒息性气体，有腐蚀作用，对眼结膜和鼻咽等有强烈的刺激作用，可导致急性支气管炎、肺炎、哮喘等，极高浓度时可引发声带水肿，肺水肿或呼吸道麻痹，甚至危及生命。在上述情况下，在室外进行锻炼不如在室内。

◉ 冬季锻炼，应充分做好准备活动

由于冬季从室内到室外，温度骤然降低，会使皮肤和肌肉立即收缩，关节和韧带僵硬，体内代谢变缓。在这种情况下，若立即开始锻炼，有可能造成肌肉拉伤或关节损伤，而且由于心跳骤然加快，还可能引起恶心、呕吐等不适症状。因此，应先做准备活动，使浑身的肌肉、关节活动开，体内器官，尤其是心脏进入适应运动的状态，提高神经中枢的兴奋性，使血液循环和物质代谢得到改善，准备活动要做到浑身发热，这样开始运动，便会觉得四肢有力，精神饱满了。

俗话说得好，“冬天动一动，少闹一场病；冬天懒一懒，多喝药一碗”。寒冬季节，坚持室外锻炼，能提高大脑皮层的兴奋度，增强

中枢神经系统体温调节功能，使身体与寒冷的气候环境取得平衡，适应寒冷的刺激，有效地改善肌体抗寒能力。所以坚持冬练的人，很少患贫血、感冒、扁桃体炎、气管炎和肺炎等疾病。

2. 冬泳，避开误区，游出健康和快乐

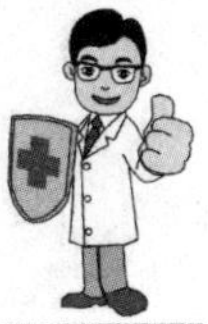

冬泳对身体有很多好处，经常冬泳能够增强体质，所以冬泳也是预防疾病的一种手段。由于冷水的刺激，人们对低温逐渐适应，在寒冷来临时，身体也不会猝不及防，这对预防疾病是很有好处的，所以经常冬泳的人不容易感冒。

游泳时身体平卧水面，由于水的浮力作用使脊柱充分伸展，对防止长时间坐、立而形成的脊椎侧弯颇有益处。水流和波浪在全身体表产生特殊的按摩功效，还能帮助和促进功能恢复。据报道，经常游泳，对于身体瘦弱者和慢性胃肠病、神经衰弱、慢性支气管炎等患者皆有明显疗效。

人体有一套十分完善的体温调节系统，当外界气温变得寒冷时，大脑发出“冷”的讯息，机体会通过神经调节的作用，使全身肌肉紧张，皮下血管收缩，汗腺分泌停止，散热中枢被抑制，避免了体温下降；当身体感到热时，大脑神经中枢发出“热”的讯息，使皮下血管舒张，汗腺排汗，达到降温效果。机体的这种防寒与散热调节犹如一台机器，经常使用才不会生锈而灵活运转。冬泳就有促进这台“体温调节器”灵活运转的作用，遇上天气的突然变化，不会因未能及时加衣而受凉生病。

科学家们认为，在冬泳过程中，人体为了抵御寒冷，会在短时间内产生的大量激素，尤其是肾上腺素，会使冬泳者保持精神振奋，从而抵御外界的寒冷，身心得以放松，能增强人们承受其他病痛的能力。许多患有慢性病的冬泳爱好者，特别是中老年冬泳者，坚持冬泳后身体状况明显好转。

参加冬泳，提倡从夏、秋开始游泳，逐步过渡到严冬，这是因为身体需要有一个适应的过程。冬泳是冷水锻炼的最高形式，由于要经受低气温、冷水的挑战，又要在水中进行活动，对人体刺激的强度非常大，所以稍有不慎就可能造成运动损伤。目前我国冬泳爱好者以中老年人居多，冬泳者在冬泳前应了解科学、安全冬泳的注意事项。

冬泳入水三步走：

（1）下水前一定要做热身运动，让各个关节充分活动，用手掌在腰、膝、肩、肘等主要关节部位快速摩擦。多做向上纵跳、拉肩、振臂等肢体伸展运动，尤其对腿部、臂部、腰部进行重点热身，以免在游泳过程中突然抽筋。入水应采取渐进方式，即脚、下肢、腰、胸逐步入水。

（2）注意出水后的体温。冬泳锻炼的安全体温是出水后 5 ~ 10 分钟内测得腋下体温不低于 27.4 摄氏度，体温低于这个标准可能发生危险。

（3）出水后做好保暖工作，并立即运动以恢复体温。用毛巾擦干全身，并且不断用手按摩皮肤。穿衣服也应先下后上，因为下肢离心脏较远，体温恢复较慢。穿好衣服，慢跑或原地跳动，直到体温基本恢复。

饭后不宜立即入水，即便在水温较高的夏季，刚吃完饭后游泳，也可能出现意外。因为饱食过后胃部血供丰富，此时游泳容易造成水的压力压迫胃部，有沉重感，导致四肢活动不能顺畅，还可能出现呼吸困难、腿部抽筋的后果。当然，冬泳体力消耗大，为了防止出现低血糖反应，重者导致低血糖休克，可以在冬泳时之前补充一些富含糖的食物，但也不能吃得太饱。

3. 冬季健步走，健身又暖心

医学之父希波克拉底曾经说了一句话，一直流传了 2400 年。他说：“阳光、空气、水和运动，这是生命和健康的源泉。”生命和健康，都离不开阳光、空气、水和运动，也说明运动和阳光一样的重要。

那么到底什么运动最好呢？走路。走路可以说是世界上最好的运动。而它的健身效果绝对不比高尔夫球、保龄球、游泳差，而且还不是其他运动所能够代替的。

其实我们人类就是花了 300 万年，从猿进化到人的，整个人的身体结构就是为走路设计的。而且经过大量的科学研究，1992 年世界卫生组织提出，最好的运动就步行。现如今，仅北美洲每天就有 8000 万人参加步行运动。而在欧洲，步行运动、徒步旅行现如今早就成为现代人追求的一种生活时尚。

根据最新的研究发现，步行能够有效逆转冠状动脉硬化斑块的状况，非常适合中老年人。步行还可以有效地预防糖尿病，研究表明，每周进行3次步行，糖尿病的发病概率就会比不运动要减少25%；而每周步行4次的人，则要减少33%；每周步行5次的人会减少42%。如果每一次步行3公里左右，那么糖尿病的平均发病率将会减少30%~50%。

不仅如此，步行还能够让我们的体型健美，步行可以让脂肪减少，帮助肥胖者减肥，步行能够让瘦弱者增加肌肉，变得健壮。

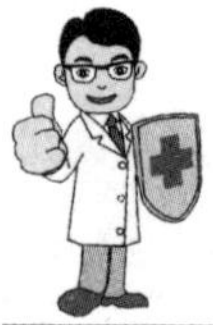

曾经有一组中年妇女在通过了8周的运动锻炼之后发现，在这8周的运动锻炼过程中，参加者平均减少了6千克的脂肪，肌肉增加3.6千克，体重平均下降了2.4千克。

更重要的是步行能够改善神经系统功能，特别是平衡功能。

到底应该怎么去进行步行健身呢？请大家记住“三个原则”“三个字”。“三个原则”是：有恒，即持之以恒；有序，即循序渐进；有度，即适度运动。而“三个字”是：三、五、七。

什么是“三”呢？就是说一次最好步行3公里，能够在30分钟以上，当然分次也可以。

什么是“五”呢？也就是一周至少要运动5次。

什么是“七”呢？是指适量运动，因为过分运动不仅不能够帮助健身，还会造成身体的伤害。

如果身体好，那么可以多走一些；身体条件差，就要少走一些，运动一定要量力而行。

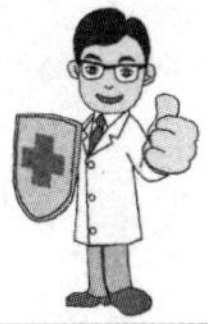

4. 冬季适合女性养生的小运动

冬季天寒地冻，很多女性怕冷都不喜欢出门，事实上，因为冬季怕冷就放弃运动，才是最不明智的做法。运动其实才是驱寒的最好办法，运动时脂肪被转化成热量，可以保持体温、改善血液循环、缓解手脚冰凉，同时，加强运动还能提升免疫力和抵抗力，远离寒冷和疾病。

不想出门也能轻松动起来，下面这些室内小运动，不妨来试试，还有助于减肥瘦身保持身材哦！

◉ **动感单车**

这种健身房必备的固定自行车，可就身体的各个部位进行针对性的运动，在运动中，可任意调节自行车的坡度，不会对关节造成冲击，对心律及消耗的热量全程监控，是一种强度不高，但效果极好的有氧运动。

◉ **瑜伽**

瑜伽无论什么时候都是女性运动的最佳选择之一，且动作轻、慢、舒缓，可以让女性健身者减少工作及生活中的压力，调节内分泌并促进血液循环。

◉ **健身操**

健身操可以自己在家跳，它的有氧运动效果和减脂效果都非常不错，在进行健身操训练时，能积极调动起全身的运动细胞，使健身者很容易进入到健身状态。

◉ **跑步机**

跑步是冬季运动中比较常见的一种有氧运动项目，它能有效提

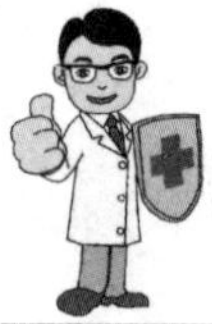

高心肺功能和身体素质，针对腰、臂部的减脂效果都很明显，而且操作起来很简单。

◉ **上楼梯**

日常生活当中，很多动作本身就是很好的“运动”，譬如上楼梯等，让这些“活动”也成为冬季生活的一部分，或者当作规律运动前的热身运动也不错。只要 7 分钟，就可以消耗 100 卡热量，还可以锻炼心肺功能。

◉ **下楼梯**

只要 14 分钟，就可以消耗 100 卡热量。

◉ **拖地**

拖地只要 20 分钟的时间，便能消耗 100 卡热量。

◉ **扫地**

只要 25 分钟，就能消耗 100 卡热量。

五、冬季防病祛病，与健康相约

1. 冬季，治疗手足皲裂

软组织受冻，而且局部供血减少形成的损伤即为冻伤。在我们皮肤的温度降至零下 2 摄氏度的时候，很可能会出现冻伤，当温度在零下25摄氏度～零下30摄氏度的时候，冻伤发生概率最大。寒冷的冬季是皮肤冻伤的高发季节，也可能会出现皲裂现象。下面就来介绍针对冬季出现各种皮肤问题时适用的老偏方。

（1）把牛油涂抹到皲裂的地方即可。牛油适合肌肤保健，并且能够减轻皲裂处的疼痛。

（2）将红萝卜捣碎，然后涂擦患处，并且对患处进行按摩，这样瘙痒就会缓解，皲裂也能慢慢痊愈，但是使用此方剂需要长期坚持。也可以将红萝卜放到开水中烫热后用纱布包裹好，然后按摩患处，或是用红萝卜叶煎汁，然后浸泡纱布，重复按摩患处。通过按摩，能够促进患处的血液循环，减轻皲裂甚至痊愈。

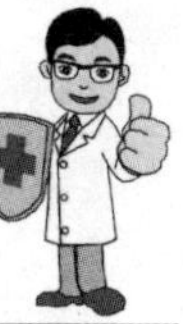

2. 防治冻疮，让手、脚、耳朵安全过冬

许多人有过冻疮发作的经历，冻疮一般不会对人体健康造成严重危害，但是不注意保养的话却会使病情迅速恶化，发作起来让人又痒又痛，难以忍受。寒冷最主要原因，能增加冷传导和对流的因素对本病形成的促进作用，如潮湿和风速。此外，机体组织对寒冷的适应能力下降也对本病形成起到极为重要的作用。

冻疮常常发生在隆冬时节，但是，现代医学认为，预防应从初冬开始。

冬季护肤，要保证食物营养的充分获取，宜多食一些富含烟酸较多的食物，如瘦肉、鸡蛋、豆类、花生及小白菜、油菜、苋菜等绿叶菜。在日常饮食中，保证烟酸供应充足，还可以预防癞皮病。

日常还要补充一些富含维生素C的食物，如枣、山楂、橘子、橙子等。在饮食中，保证维生素C的供应充足，可有效防止维生素C缺乏症，从而避免皮肤下大片出血，及出血性紫癜。

还要注意适量吃些动物脂肪，动物脂肪既有利于为人体提供大量热量，也可使皮肤保持正常光泽和弹性。

要想预防手足皲裂，就必须注意保暖，温暖能够促进血液流通，保证皮肤的健康。

冬季外出或在室外工作，应穿戴厚暖的鞋袜和手套。尽可能减少洗手次数，洗手后要及时擦干并涂擦无刺激的液态油脂或护肤膏，如凡士林、鱼肝油膏、硅霜、植物油类或市售油包水剂型的乳、霜、膏等。如因工作需要必须接触潮湿或刺激性的物品时，应戴手套或事先涂擦上述油膏，以保护皮肤。

在日常生活中，经常做做局部按摩是预防冻疮最好的好方法，可以改善血液流通，使温暖传达到四肢。一是手按摩：两手合掌，反复搓摩，使其发热，左手紧握右手手背用力摩擦一下，接着右手紧握左手手背摩擦一下，反复相互共摩擦15~20次；二是脚心按摩：坐床上取坐姿，屈膝，脚心相对，左手按右脚心，右手按左脚心，两手同时用力，反复按摩15~20次；三是腿按摩：取坐姿坐床上，双腿伸直，两手紧抱大腿根，用力向下擦到足踝，然后擦双大腿根，一下一上为1次，共擦15~20次；四是臂按摩：右手掌紧按左手腕里边，用力沿内侧向上擦到肩膀，再翻过肩膀，由臂外侧向下擦到左手手背，这样为1次，共做15~20次。右手做法与左手相同。

冻疮患者要避免接触冷水，尤其是患处，更要保持干燥。

3. 寒冬来袭，防治流感

流感是流行性感冒的简称，是由流感病毒感染引起的急性呼吸道传染病。流感病毒分甲、乙、丙三型，其中甲型流感病毒能引起流感大流行。流感病毒抗原容易发生变异，因此人对流感病毒不会产生持久免疫，一生中可以多次患流感。流感每年在世界范围内流行，每年季节性流感导致全球5%～15%人群感染，幼托儿童在流感季节的流感发病率可高达30%～50%。

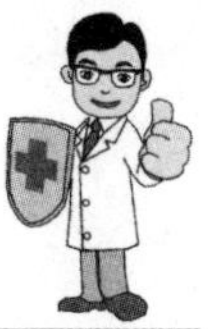

流感病毒主要是通过空气飞沫传播，如患者在咳嗽或打喷嚏时会传播病毒，也可通过接触被患者呼吸道分泌物污染的物品、家具表面、门把手及玩具等传播。流感患者和隐性感染者是流感的主要传染源，从潜伏期末至发病的急性期（约7天）都有传染性。流感最大的特点是起病急骤、潜伏期短（数小时～4天）、传染性强，临床表现为高热、头痛、寒战和干咳、全身无力、四肢酸疼、厌食等，一般要持续一两周时间。流感可引发很多并发症，如支气管炎、肺炎、中耳炎、心肌炎、心包炎以及中枢神经系统异常，甚至导致死亡。有些人误以为流感就是感冒，其实流感和我们平常所说的感冒有着很大的区别。感冒俗称伤风，医学上称为急性鼻炎或上呼吸道感染，多种病毒、支原体和少数细菌都可以引起感冒，临床表现为鼻塞、流涕、打喷嚏、咽痛、声音嘶哑、流泪等，大约3～5天就会痊愈，不会造成流行。

三拗汤主要来治疗风寒束肺之症，出自《太平惠民和剂局方》，药方由甘草（不炙）、麻黄（不去根和节）、杏仁（不去皮和尖）三味药组成。

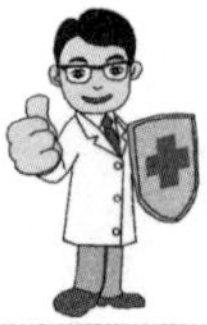

此方剂中的麻黄味辛、温，微苦，散中有降，能够发散风寒、宣肺平喘；杏仁味苦、性温，具有泄降、发散之功，能够下气、定喘、止咳。麻黄和杏仁一同使用，一宣一降，能够畅通人体气机；甘草甘缓，能够调和诸药，并且化痰功效较强，因此该方剂具有发散风寒、宣肺止咳的功效。

临床上通常使用该方剂为主治疗感冒、慢性咽炎、支气管炎、支气管哮喘等。适用于咳嗽变异性哮喘患者，主要症状为咳吐白沫样痰，舌苔薄白属于风寒型患者；或者是经过治疗之后，表证虽消，却咳嗽不断的患者；或者是表证未解，入里、久郁化热导致的咳嗽，但是治疗此类咳嗽的过程中要添加清肺泻热药物。

三拗汤为止咳平喘基础方剂，适用于各种咳喘，对于咳嗽、咳痰、呼吸功能衰退等均有显著疗效。

麻黄多用于外感风寒证，多数时候使用生麻黄，此方剂中所用麻黄就是生的。临床上所用的杏仁大都会炒后去皮和尖，实际上可以不去，因为杏仁皮中虽然含有有毒成分，可它同时也是有效成分。

甘草能够调和诸药，同时具有止咳化痰之功。麻黄和甘草都生用，杏仁不去皮尖，再加入适量生姜，其发散、止咳化痰之功会更加显著。

方剂中的三种中药各等分，都研磨成粉末状，每天服用 15 克即可，现今临床上多要求患者服用汤剂，剂量并不是等分的，通常麻黄和杏仁用量在 10 ~ 15 克，甘草用量在 5 ~ 10 克。

现代研究表明，三拗汤里面的麻黄能够松弛支气管平滑肌；苦杏仁可以镇静呼吸中枢，缓慢呼吸过程，进而达到镇咳平喘的目的；甘草具有类似肾上腺皮质激素的作用，具有抗炎、抗过敏、镇咳祛痰、解毒之功。该方剂用药简单，熬煮方便，容易取材，治疗效果明显，风寒咳嗽的患者可以服用此方剂，效果显著。

4. 冬季要预防隐性疾病

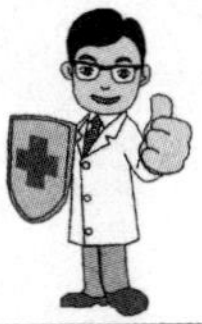

冬季是许多慢性疾病的高发期，而慢性疾病也被许多人称为“隐性疾病”，因为这些疾病的发作往往有着漫长的潜伏期，初期表现不明显，后期表现迅猛。随着医学研究的深入发展，中外医学专家已找出了许多影响老年人身体健康的原因，明确地提出，冬季老年人要预防如下几种隐性疾病。

◉ **隐性肺癌**

隐性肺癌是指那些肺部没有明显肿块，胸部 X 线透视、照片均无异常，亦无淋巴结或远处转移的早期肺癌，但是通过在对痰或支气管分泌物的检查，可以发现其中隐藏着癌细胞。这是因为肺癌病变太小，多数为原位癌或微小浸润癌。另外，由于癌灶多为中心性，容易被肺门阴影所遮盖，不易引起梗阻，也无继发炎症或肺不张等改变。

◉ **隐性胆结石**

胆病患者大多集中于中老年人之间，而隐性胆结石多发生于 40 岁以上的中年肥胖妇女；平时饮食习惯以糖为主，血中甘油三酯偏高，常伴有动脉硬化或糖尿病。结石在胆囊内长期刺激黏膜而引起的慢性炎症，可引发胆道梗阻、感染，少数患者会发生胆囊癌。

◉ **隐性肾炎**

隐性肾炎患者大部分起病缓慢，临床症状较少，其主要表现只有尿的异常，而且多数是在诊断其他疾病或体检时，偶然发现有尿的异常，然后才确诊的。这种肾炎可在 20～30 年内处于稳定状态，保持较好的肾功能，但在感染、过度劳累、药物损伤后，病情可突然加重，就此迁延不愈。

◉ **隐性冠心病**

冠心病是由于脂质代谢不正常而产生的心脏疾病，冠心病的主要症状是心脏缺血产生的心绞痛，痛感十分明显，因此人们可以轻松辨别。但是并非所有冠心病患者都可以及时确诊，其中 30% 的冠心患者没有症状，只有在做心电图检查时，才会发现心脏异常变化。这是由于冠状动脉硬化发生早、病程长，冠状动脉闭塞、硬化变形，即使病变存在，自己也全然不知。

◉ **隐性溃疡病**

溃疡病是一种典型的慢性疾病，它的发作呈周期性、发作期和缓解期交替出现。老年人对疼痛的敏感性较差，这是患有溃疡病而不感疼痛的原因之一。老年人胃酸分泌偏低，对溃疡面刺激性轻，也不易感到明显疼痛，当患有其他疾病时，会将胃痛症状掩盖，因而没有节律性腹痛。

5. 补充维生素，预防口角炎

冬季气候干燥，人们容易出现口角发炎的情况，一般表现为嘴角和嘴唇皮肤潮红、脱屑、糜烂、发红，接着发生口角开裂、糜烂、出血等，很像人们常说的“上火”，但是又没有“上火”的其他表现。其实，这就是口角炎，是由缺乏维生素，特别是缺乏维生素 B_2 导致的。

要通过食物补充足够的维生素，才能从源头杜绝疾病的产生。要保证新鲜蔬菜、水果、豆制品以及含维生素 B_2 丰富的蛋类、牛奶、动物肝脏和瘦肉等食物的供应。

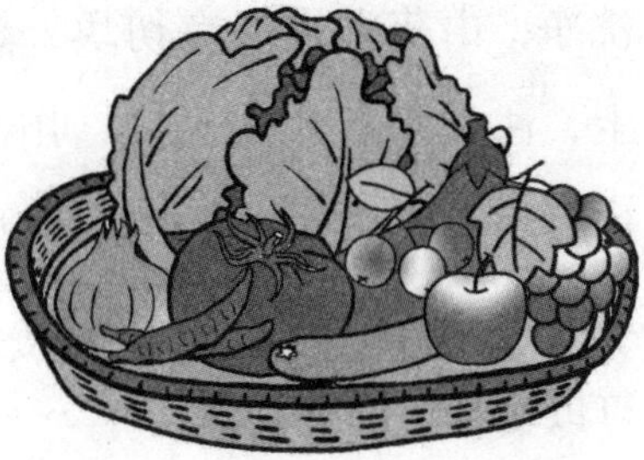

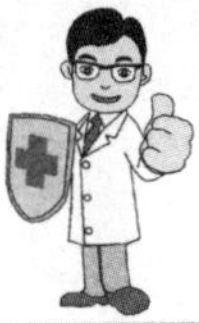

大枣为我国民间常用滋补佳品，由于富含多种维生素，被称为“天然维生素”。冬季进补多食大枣，不仅能大补气血，预防口角炎，还能防治众多的疾病。

大枣是许多地区的特产，质细味甜，个大核小，皮薄肉厚，营养丰富。鲜枣的可食部分达91%，枣核不可食用；枣皮富含铁元素，但是不易消化。大枣内的脂肪和糖的含量很高，其余一些营养物质也很丰富，例如每100克可食部分含钙11毫克，磷23毫克，铁0.5毫克；尤其突出的是维生素C的含量极高，含400～600毫克，居鲜果之首，维生素P的含量也是百果之冠。此外，还含有淀粉、胡萝卜素、单宁、有机酸等物质。新近的研究还发现，大枣内含有多种抗肿瘤的活性因子，如三萜类化合物、山桂酸；还含有大量的环磷酸腺苷，后者是参与正常细胞生理代谢的重要物质。因此，大枣还是抗癌防衰老的天然保健食品。

中医认为，大枣有很高的药用价值。明代大药物学家李时珍在《本草纲目》中说：“枣善补阴阳、气血、津液、脉络、筋腧、骨髓，一切虚损无不宜之。”特别是晒干的大枣，其药用价值更高。

大枣可以生吃，也可以煮粥，如山药大枣粥，大米80克，大枣15克，山药150克，盐3克，味精1克，葱少许。将大枣去核洗净，山药去皮洗净切块，葱洗净切末，大米洗净泡透。锅置火上，注入水后放入大米，用旺火煮至米粒绽开，放入去核大枣、山药块。改用文火煮至粥浓稠，放入盐、味精调味，撒上少许葱末即可。这道粥有健脾补肺、益胃补肾、固肾益精的功效，常吃可以明目、助五脏。

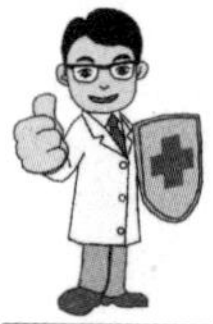

6. 冬季小心糖尿病足

脚为“人之根本”，是足少阴肾经、足太阴脾经、足厥阴肝经交汇之处。肾为先天之本，脾为后天之本，而肝主筋脉，健脾、益肾、调肝、护足对糖尿病患者来说都非常重要。中国有句古话叫“寒从脚起”，所以护好足对全身的健康都大有益处。

糖尿病患者多伴随着血管功能不全和神经病变，导致脚的局部血液循环障碍、营养障碍、局部抵抗力下降。生活中要注意避免跌倒、撞伤，防止下肢皮肤因此破损；足部真菌感染会诱发足癣，易继发化脓性细菌感染。老年患者的手脚不灵便，眼神一般也不怎么好，剪脚趾甲的时候动作不协调，容易伤及皮肤，这些都会导致糖尿病患者足部感染，并且易发展成慢性溃疡，可能会发展成难以控制的严重感染局面，甚至坏疽，有的还可能会因此截肢，或由于足部感染扩散至全身，细菌进入血液之中繁殖，产生毒素，诱发败血症，威胁到人的生命安全。

脚的温度太低，会由于局部血管收缩而影响到全身血液循环，还会表现出呼吸系统或心血管系统的不良反应，所以，糖尿病患者不宜久坐，可以根据自身情况进行体育锻炼，如慢跑、散步、打太极拳等，不仅能改善下肢血液循环，还能提升身体的耐寒能力，利于降血糖。此外，还要注意脚步保暖，穿上棉袜棉鞋，保持脚部干燥。

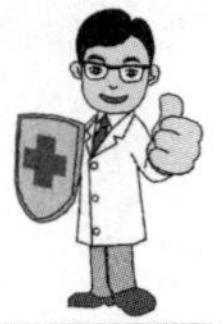

每天晚上睡觉以前用45摄氏度左右的温水泡泡脚，15分钟左右即可，既能防寒保暖，又能改善局部血液循环。没有发生溃破的脚可以用温水和中性肥皂来洗脚或者进行足浴，不能用力搓脚，泡脚的过程中清洗好足部和脚趾，洗过脚后选择干净、柔软、吸水性好的毛巾将脚擦拭干净，脚趾缝间不能残留水分。洗过脚后可以在脚上涂抹些润肤乳或营养霜，不能涂抹太厚的膏剂，以免皮肤被过度浸软。注意水温不能太热，因为糖尿病患者的末梢神经已经受损，对温度和刺激的感觉反应比较差，经常是到了温度已经很高时都还不能察觉，诱发下肢烫伤、烧伤，表现出破溃、感染，诱发糖尿病足。

冬季时经常有患者由于感觉缺失导致使用电热毯、热水袋、热水器的时候烫伤脚部，因此提醒糖尿病患者尽量避免用各类加热器。如果使用热水袋，也要用热毛巾将其包裹好，并不时变换热敷部位。

冬季冰雪较多，一定要穿上能防滑的鞋子，以免走路跌伤，患上脚癣之后还要积极治疗，尽量不要用手撕脚皮或是用手抓痒，防止皮肤破损而诱发化脓性细菌感染。不管是在室内还是在户外，都要注意避免赤脚行走或者光着脚穿拖鞋、凉鞋，防止异物损伤脚部，或是发生冻伤、擦伤或烫伤。

糖尿病一经确诊，患者就要做好打“持久战”的准备，要明白糖尿病并不是一朝一夕就能被治好的，要注意经常检查足部情况，尤其是足趾，足底皮肤外观、颜色是否发生改变，是否有胼胝、鸡眼、甲沟炎、足癣、红肿、青紫、裂口、水疱、擦伤、抓伤，趾缝间是否存在破溃等。注意感受足部感觉是不是变得迟钝或丧失，一旦发现异常，要注意及早就医。有很多时候，看似轻微的损伤也可能诱发严重坏疽，所以千万不能自行处理脚部破损，一定要找专业人士进行治疗，以免延误病情。

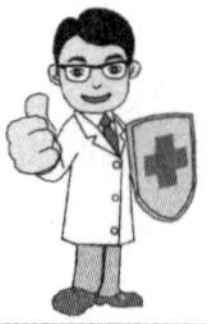

《黄帝内经》之中有记载："肾出于涌泉，涌泉者足心也。"意思就是说，肾气源于足下，涌出灌溉四肢百骸。双手对搓至发热，之后将双脚脚心相向放到床上，用搓热的手掌摩擦脚心，左手搓右脚心、右手搓左脚心，一直搓到脚心发热，每天早晚分别搓 1 次，涌泉穴位于足心，搓脚心就相当于按摩涌泉穴，能防止"脚老"，能护足、防病、强身。

此外，按摩足三里穴（位于外膝眼下四横指、胫骨边缘）也能强身健体，暖足暖身，中医上说"长按足三里胜吃老母鸡"，能健脾和胃、调节机体免疫力、提升机体抗病能力。具体按摩方法，用大拇指指腹稍用力对准对侧足三里穴，先沿着顺时针的方向旋转按摩几圈，之后沿着逆时针的方向按摩几圈，再换成另一侧进行按摩；然后，双手拇指指腹由双腿足三里穴从上到下擦按到局部皮肤产生热感即可，注意不能擦伤皮肤。虽然上述方法简单易行，确是行之有效的活血、通络、护足、强身之法，对身体有益无害。